D1021052

NUTRICION

CUERPAZO A CUALQUIER EDAD

Descúbrelo

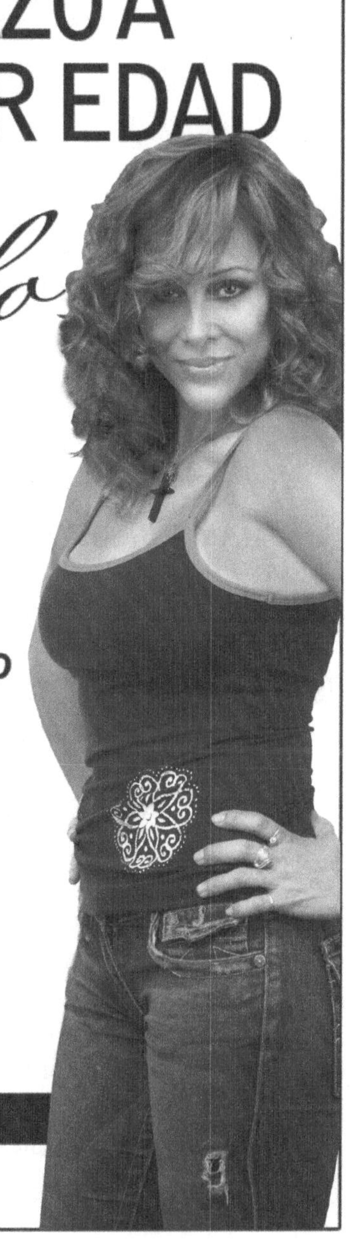

El cuerpo perfecto para tu tipo de cuerpo

Además:

- *Plan de Nutrición*
- *Tabla de Progreso*

Luz María Briseño, CNC

Diseño de portada: *Amed Zamora*

Foto de portada: *David Hadif*

Asesor: *Armando Villanueva*

Instant Publisher

P.O. Box 340, 410 Highway 72 W.

Collierville TN 38027

LUZ MARIA BRISEÑO, CNC

CUERPAZO A CUALQUIER EDAD

ISBN 978-0-578-02778-4

Copyright © 2009 By Luz María Briseño, CNC

Todos los derechos reservados. Ninguna parte de esta publicación debe ser reproducida, almacenada en algún sistema de recuperación de datos o transmitida en cualquier forma o mediante cualquier medio eléctrico, mecánico, fotocopia, grabación u otros medios, sin el permiso escrito previo del autor.

Printed in the United States of America

AGRADECIMIENTO

Este libro esta dedicado a tí, mi fiel radioescucha que por años has sido parte de mi show y contribuido con una pregunta, un comentario, un testimonio o con una lágrima. Personas como tu, han sido mi inspiración e incentivo para continuar con mi misión; la misión de mejorar tu calidad de vida con nutrición. Doy gracias a Dios por poner en mi camino a tantas personas tan importantes como tu.

Gracias a mi hijo Mateo Bravo, quien con su nacimiento me dio las fuerzas para luchar contra la corriente. Armando Villanueva, el hombre que le dio un giro total a mi vida y que llegó inesperadamente como solo ocurre en las películas de Hollywood. Y a mi mejor amigo... El Dr. Eduardo López Navarro, el ser humano más maravilloso que he conocido en mi vida, quien con su amistad y consejos me ha ayudado a crecer en todas las áreas de mi vida.

Gracias a Greg Geremez, quien ha estado presente en todo momento... y por quien un día de reyes magos conocí al hombre que cada día sabe como poner una sonrisa en mi cara. A mis amigos Diana Camargo, Mario Carrillo y Rodrigo Navarro, gracias por existir. Haz Montana, Michelle Hohman, Carlos Alvarez, Ricardo Manzanares, Roberto Isaac, Néstor Rocha, Karl Meyer, Vicente Romero, Emilio Pastrana, Señora María, Eva y familia Vielma, Jerry Solem, Ramiro Garcia, Hilda, Luis y familia Haro, Eddy León, Pepe Garza, Pablo Guerrero y Octavio Pérez... gracias por sus enseñanzas... son ustedes unas personas muy importantes a quienes admiro mucho.

Gracias a mi amigo diseñador, Rodrigo Navarro por su contribución e ideas en la edición de este libro.

Autor

DISCLAIMER

Este libro no representa de ninguna forma la filosofía de mi empleador Univisión Radio o sus empleados. Este libro tiene como objetivo únicamente proporcionar información de nutrición que he aprendido en la búsqueda alternativa de una buena salud. La información de este libro no pretende reemplazar el tratamiento o recomendaciones médicas.

El plan de nutrición que recomiendo en este libro, es el que yo utilizo todos los días, con excelentes resultados. Yo, Luz María Briseño, consultante de nutrición certificada CNC, no soy responsable por ninguna reacción alérgica que puedas tener por alguno de los alimentos recomendados en este libro.

Ten en mente que el cuerpo de cada persona es diferente y lo que me ha funcionada a mi, podría no funcionarte a ti. Si algún alimento o vitamina te causa malestar o reacción alérgica, descontinúa su uso y llama a tu doctor o ve al hospital inmediatamente. Antes de iniciar cualquier consejo aprendido en este libro, consulta con un médico.

¿QUÉ ES NUTRICIÓN?

La definición de nutrición en su sentido extenso... Es el proceso o una serie de procesos en los que los organismos vivos en su forma completa o cada uno de sus componentes, partes u órganos se mantienen en su condición normal de vida y crecimiento. La palabra nutrición también se define como la provisión a células u organismos de los materiales necesarios en la forma de alimentos para mantenerles con vida. Muchos problemas de salud comunes se pueden prevenir o aliviar con una buena nutrición. Nutrición es el estudio de la relación entre alimentos y bebidas con salud o enfermedades.

La nutrición es una forma de ayudar al cuerpo con las herramientas para mejorar enfermedades sin drogas tóxicas. Es básicamente, como darle al cuerpo las herramienta para que haga lo que por naturaleza puede hacer: Curarse por si solo. La nutrición no cubre el problema ni trata sus síntomas, la nutrición repara los daños del cuerpo de raíz. Varios problemas se mejoran simultáneamente y previene enfermedades degenerativas.

Como cada persona tenemos diferente tipo de constitución, para lograr una óptima nutrición debemos aprender a escuchar las necesidades de nuestro cuerpo y enfocarnos en mantenerlo sano en su totalidad, no solo curar esa parte del cuerpo que no funciona adecuadamente. Y como cada persona tenemos diferente química, la cual es única por genética y medio ambiente, también debemos conocer el tipo de metabolismo que individualmente tenemos. La nutrición no es una dieta, sino un estilo de vida que te mantendrá vital. Y la forma, efectividad y rapidez con que funcione depende de cuantos problemas de salud tengas, por cuanto tiempo los has padecido, tu edad, tu genética, tu estilo de vida y tu deseo de hacer cambios verdaderos para lograr disciplina, amar tu cuerpo y empezar a cuidarlo.

Por lo general, los primeros cambios se logran en 3 días, a veces tardan 2 semanas y en ocasiones 6 semanas o meses ya que reparar la flora intestinal, limpiar el cuerpo de la basura interna y nutrir cada célula, requiere tiempo. Como cada 6 semanas se regeneran las células del cuerpo, hay que tenerle paciencia ya que los síntomas tardaron meses o décadas en irse formando por tu estilo de vida. Con nutrición, la recuperación no es instantánea, pero si perseveras y cuidas tu cuerpo, los resultados son increíbles. Entonces, recuerda que por cada 12 meses que abusaste de tu cuerpo -o que simplemente no lo nutriste-, ahora tienes que comer sanamente 6 semanas. Así es que, toma lápiz y papel o una calculadora... ¡Y a sacar cuentas! Recuerda: por cada año de mala alimentación en el pasado, son 6 semanas de nutrición en el presente.

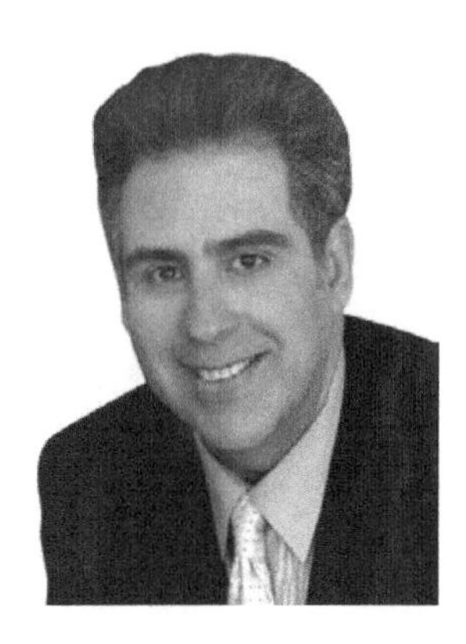

Dr. Eduardo López Navarro

Informativo, detallado, práctico, completo y extremadamente motivante. Todos estos adjetivos y muchos más describen el nuevo libro de Luz María Briseño, nutricionista por excelencia y conductora de programa de radio. Dentro de la nutrición, este libro es una obra de arte, la cual muestra de la manera más clara, precisa y directa, todos los matices y colores de la nutrición. Tienes en tus manos una enciclopedia completa para poder vivir una vida saludable y sana por medio de la nutrición. Por medio del extenso contenido de este tesoro, lograrás descubrir ese cuerpazo dormido que llevas por dentro, esperando despertar. Al leerlo, se que tu primera reacción será la de expresar a toda voz las mismas palabras que expresé yo y que con respeto, le robé a Su Majestad, "YEAH BABY!"

INDICE

CUERPAZO A CUALQUIER EDAD
LOS FUNDAMENTOS BASICOS DE NUTRICIÓN

INTRODUCCIÓN

El sufrimiento casi siempre nos lleva a querer cambiar, pero el tenerlo siempre presente, nos ayuda a nunca abandonar el cambio. Por eso hay que recordar siempre que: el sufrimiento es la última herramienta que tenemos para cambiar... porque si el sufrimiento no nos hace cambiar, como dice el Dr. Eduardo López Navarro... Nada lo hará.

Muchas personas maduramos con la edad y otras necesitamos sufrir para hacer algo por nosotros mismos. Pero si la edad y el sufrimiento no son suficientes para cambiar un estilo de vida sedentario, los efectos de la obesidad, la diabetes, las enfermedades cardiovasculares, la depresión y demás problemas de salud, terminarán con tu salud y como consecuencia lógica, con tu alegría y deseos de vivir. Una alimentación balanceada ha sido siempre la base de una buena salud porque nuestro cuerpo tiene el poder de curarse por si solo. Para ello necesita las herramientas necesarias: proteína, carbohidratos, grasas de calidad, vitaminas, minerales, ejercicio, descanso y agua, mucha agua.

¿Cuál es la causa de la mayoría de las enfermedades? Se dice que un alto porcentaje de las enfermedades son causadas genéticamente –cifra que aumenta por un estilo de vida sedentario-. Otros teorias aseguran que más del 80% de las enfermedades son causadas por un estrés crónico. Si a esto le agregas la falta de ejercicio, la falta de agua y el exceso de comida "chatarra" y químicos con los que se alimentan el cuerpo. Tanto la genética como el estilo de vida, debilitan el sistema de defensa: entre más débil este el sistema inmunológico, menos anticuerpos estarán disponibles para combatir los radicales libres, virus, bacterias y toxinas que diariamente atacan al cuerpo.

"Cuerpazo a Cualquier Edad" esta diseñado para ayudarte a tí, que ya te cansaste de sufrir por cualquier enfermedad causada por la mala alimentación y por el abuso de alimentos sintéticos. Este libro es para motivarte a mejorar tu salud y prevenir enfermedades degenerativas a través de la nutrición, implementando un nuevo estilo de vida. Si eres de los que dicen que no tienen tiempo para hacer ejercicio, y aún así fumas, tomas alcohol, usas medicamentos con frecuencia, no te alimentas bien, trabajas desmedidamente, no duermes tus 8 horas, tienes problemas de salud y emocionales, y por si fuera poco tus alimentos principales son "comida chatarra"... ¿Cuánto tiempo crees que resista tu cuerpo? Quizás cuando te encuentres en un cuarto de emergencia "tengas tiempo" de pensar y recapacitar sobre lo importante que es **hacer tiempo para ti**. Tiempo para planear lo que vas a comer durante el día y para hacer ejercicio.

¿Cuál es la cita más importante en tu itinerario? **la cita contigo mismo.** Con ello, no solo te sentirás mejor física, mental y emocionalmente sino además, serás el ejemplo a seguir de todos aquellos que te quieren y admiran... Tus hijos.

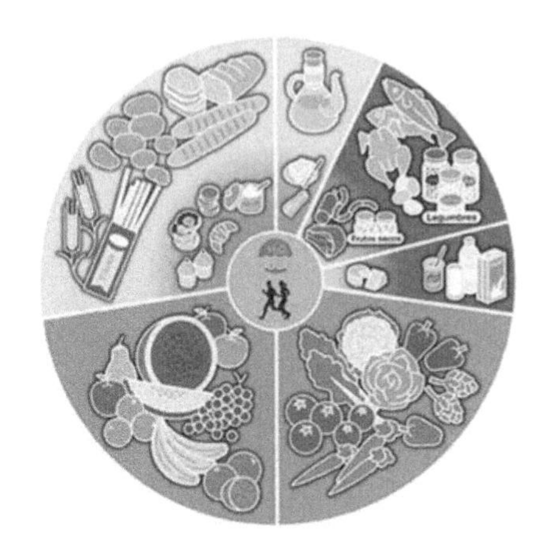

CUERPAZO A CUALQUIER EDAD

LOS FUNDAMENTOS BÁSICOS DE NUTRICIÓN

ÁCIDOS GRASOS VS. MÚSCULOS

Ácidos grasos, aceites esenciales o "fatty acids" significan lo mismo; son una cadena de moléculas que forman parte de la grasa natural que necesita el cuerpo para funcionar apropiadamente; los cuales, encontramos en aceites naturales y grasas no saturadas; se llaman esenciales porque el cuerpo los necesita para funcionar pero no los produce.

Los nervios de las células y el tejido del cerebro están insulados con grasa como si fueran cables eléctricos. Cada una de las membranas alrededor de cada célula necesita ácidos grasos (aceites esenciales) para controlar la entrada y salida de materiales. El colesterol, es indispensable para el funcionamiento de las hormonas incluyendo las glándulas sexuales y adrenales; además, es una de las grasas que forma las membranas de las células del cuerpo. Los aceites esenciales son los lubricantes del cuerpo, necesarios para el funcionamiento apropiado del cerebro, el corazón, el hígado, los ojos, la piel y el aparato digestivo.

FUNCIONAMIENTO DE LAS CÉLULAS GRASAS

Las células grasas se encargan de producir grasa con el azúcar y los ácidos grasos, las cuales liberan energía para ayudar al resto de las células a funcionar apropiadamente. Cuando las células grasas reciben señales de emergencia, rápidamente se ponen a trabajar y a almacenar grasa, que luego van a convertir y usar como energía. Como estas células grasas crecen de tamaño, necesitan mas espacio y lógicamente si no lo tienen lo hacen; y así, vuelven a crear nuevas células que luego llenan de grasa.

GRASA... QUEMA GRASA

Cuando comes solo una vez al día o duras muchas horas sin comer, las células reciben una señal falsa de emergencia e inmediatamente el cuerpo toma medidas drásticas e inteligentes: almacenar grasa para usarla en momentos críticos de hambre. Por eso, debes comer 5 ó 6 veces al día e incluir aceites esenciales.

A mayor edad, mas células grasas sustituyen las musculares y como los músculos necesitan mas energía para funcionar, una vez que las células musculares son reemplazadas por las células grasas, el cuerpo ya no necesita tanta energía para substituir, en cambio, si necesita ácidos grasos para metabolizar el exceso de grasa. Por eso, cuando avanzamos en edad, el metabolismo es mas lento y el cuerpo necesita menos comida, pero necesita comida con mayor valor nutritivo.

- Para que el ejercicio refleje beneficios, debe hacerse durante veinte minutos o más **y tomar aceites esenciales** después de cada comida. El movimiento ininterrumpido permite que el corazón bombeé a un ritmo más rápido, suministrando grandes cantidades de oxígeno al organismo para quemar grasa. Pero esto no sucederá **si no hay ácidos grasos que lubriquen**. Entre los ejercicios que producen este efecto están el "jogging" (trotar), saltar la cuerda, andar en bicicleta y caminar de prisa.

- La consistencia es más importante que la intensidad de los ejercicios. El **ejercicio y los aceites esenciales** ayudan a desarrollar músculo; mientras que la grasa se utiliza como energía para que los músculos crezcan.

- Cuando se utilizan estimulantes (pastillas para perder peso) sin una buena alimentación, la química del cuerpo cambia y se pierde tejido (músculo); cuando se dejan de tomar estos estimulantes -o aceleradores de metabolismo-, se vuelve a subir de peso, y quizá hasta el doble porque la química del cuerpo registra la misma química de una persona obesa; y el músculo perdido ya no lo recuperas.

- La grasa de los alimentos tiene una composición química muy parecida a la del cuerpo, por eso se almacena con mas fácilidad. Pero si se consume **la grasa en cantidades moderadas junto con aceites esenciales** (como el Omega3), se digiere con mayor fácilidad. Por eso el cuerpo no reconoce a los alimentos hidrogenados y/o 'low fat'. Como no los identifica, no los metaboliza.

DEFICIENCIA DE ÁCIDOS GRASOS Y PROBLEMAS RELACIONADOS

Problemas de salud relacionados con deficiencia de aceites esenciales: piel y cabello seco, arrugas prematuras, hígado congestionado, problemas gastrointestinales, mala memoria, problemas cardiovasculares, alergias, candidiasis, así como problemas de acné, psoriasis, eczema y todo tipo de infecciones de la piel (cuerpo, manos, pies y cuero cabelludo).

ALIMENTOS ALTOS EN ÁCIDOS GRASOS ESENCIALES

Hay 2 categorías de aceites esenciales: Omega3 y Omega6.

Omega3 incluye: "alpha-linolenic acid" y "eicosapentaenoic acid" (EPA); lo encontramos en alimentos como: pescado y aceites de pescado, de linaza y de nuez.

El Omega6 incluye: linoleic acid y gamma-linolenic acid y lo encontramos en alimentos como: nueces crudas, leguminosas, semillas de calabaza, sésamo (ajonjolí), girasol, etc., y en algunos aceites vegetales como aceite primoroso (evening primorose oil), vitamina E, aceite de semilla de uva, aceite de frijol de soya, aceites de olivo, aceite de sésamo, vegetales de hoja verde y 'borage oil'.

Para obtener los beneficios del Omega3 y del Omega6 se deben consumir en crudo. El calor o utilizarlos para procesar alimentos, disminuye su valor nutritivo y aún peor, se forman radicales libres tóxicos y venenosos.

ACEITES ESENCIALES EN FORMA DE SUPLEMENTO

Para mejorar cualquier condición de salud relacionada con bajos niveles de ácidos grasos, asegúrate de llevar una dieta balanceada, un moderado consumo de azúcares, evita los alimentos procesados, refinados y altos en grasa saturada, consume aceites esenciales a través de alimentos y, si es posible, en forma de suplemento. Consume suficiente agua, haz ejercicio físico y meditación.

Si eres mujer mayor de 18 años de edad y sufres de problemas de la piel, cambios hormonales, irregularidades cardiovasculares y respiratorias, puedes tomar 1300 mgs de aceite primoroso una vez al día. La dósis máxima es de 1300 mgs dos veces al día en casos graves, severos o crónicos.

Si eres hombre con problemas hormonales, de la piel o cardiovasculares, evita el aceite primoroso, pero puedes consumir aceites esenciales en forma de aceite de pescado, es decir puedes tomar el Omega3, -2 cápsulas después de cada comida es lo recomendable-. El Omega3, lo pueden consumir hombres y mujeres; pero, el "evening primorose oil" o sea el aceite primoroso no, es solo para mujeres. Si un hombre lo tomara, la reacción en su organismo sería un cambio hormonal que lo volvería mas sensible y emocional.

NOTA: Mujeres con cáncer de seno relacionado con desbalance de estrógeno, eviten el aceite primoroso. En cambio consideren tomar "Black currant seed oil".

AGUA

Tener sed, es una señal de que nuestro organismo está deshidratado. Cuando sudamos mucho o nos enfermamos de diarrea o de insolación o de fiebre o sufrimos quemaduras de sol o tomamos antibióticos y si ademas nos alimentamos mal, los fluidos del cuerpo se bajan tanto, que no le queda otra opción que robar agua de la saliva. Si eres de los que ni siquiera con sed toma agua, no tardarás mucho en sentir el efecto de la deshidratación y con ello cansancio, irritabilidad, dolores de cabeza y malestar general. Así que, no esperes tanto para tomar agua.

Los líquidos como agua, leche, jugo y té, se deben tomar entre comidas para no ahogar las enzimas digestivas. Por eso, solo toma de 4 a 6 onzas de agua, jugo o leche después de cada comida. De preferencia, espera 15 minutos después de comer para tomar cualquier líquido. Cada vez que tomes agua entre comidas, asegúrate que sean vasos de aproximadamente 8 oz., para que no quedes muy lleno; pero si aun así, sigues teniendo sed, mas hambre que de costumbre, orinas con frecuencia, tu piel, labios y boca están resecos y te sientes sumamente fatigado (a), entonces tienes que ir al doctor.

El agua es el componente primordial de nuestro cuerpo porque es aproximadamente el 60% del organismo. Tomar agua ayuda a mantener los niveles de sangre en su lugar, el sistema linfático se mantiene con buena circulación y limpio, el aparato digestivo produce sus jugos gástricos, regula la temperatura del cuerpo y la formación de lágrimas. La orina y el sudor también se mantienen en sus niveles apropiados.

Es decir, tanto el sistema circulatorio, el sistema óseo, el sistema nervioso, el sistema inmunológico y el sistema digestivo se ven afectados por la falta de agua. El agua acarrea los electrolitos, estos son sales minerales que ayudan a transportar las corrientes eléctricas del cuerpo; y los minerales principales que forman estas sales son sodio, potasio, calcio, magnesio y cloruro.

¿QUÉ CANTIDAD DE AGUA HAY QUE TOMAR?

Las necesidades de agua del cuerpo de cada persona varían y tienen que ver con el peso corporal, estilo de vida, alimentación, ejercicio y hasta el clima. Para dar a nuestro cuerpo la cantidad de agua requerida para que funcione apropiadamente, basta con dividir la mitad de lo que se pesa en libras entre 8. El resultado, es el total de vasos de agua de 8 onzas que se deben consumir a lo largo del día. Además, en tiempo de calor, se deben consumir 2 vasos de agua más; y cuando se hace ejercicio físico, hay que tomar otros dos vasos de agua de 8 onzas. Por ejemplo, "el orejón" de mi asistente Alex Russo, pesa 220 libras, la mitad serían 110 lbs que dividas entre 8 nos da como resultado 13.75 vasos de 8 onzas de agua.

NOTA: Aunque Alex debería tomar casi 14 vasos de agua, no es recomensable. Lo máximo que cualquier persona debe tomar son 12 vasos de agua o su equivalente de 3 litros de agua al día.

PELIGRO AL TOMAR MÁS DE 3 LITROS DE AGUA

Tomar más de 3 litros de agua al día causa problemas de salud por la perdida excesiva de minerales. Pero tomar más de 5 litros de agua al día puede causar 'hiponatremia' o sea intoxicación; la intoxicación ocurre cuando el sodio del cuerpo baja sus niveles regulares con el exceso de agua ya que diluye el sodio del torrente sanguíneo y causa edema (inflamación cerebral). Síntomas: náuseas, vómitos, convulsiones, debilidad, coma y muerte.

¿SE CORREN RIESGOS AL TOMAR AGUA DE LA LLAVE?

Cada ciudad es diferente y no hay suficientes pruebas que muestren lo perjudicial que podría ser el agua de la llave, es mejor no arriesgarse y evitarla. En algunas ciudades, el agua potable tiene altos niveles de sodio, el cual esta relacionado con problemas cardiovasculares como alta presión.

Ahora que, cuando estos altos niveles de sodio reemplazan biológicamente minerales tan importantes para el cuerpo como el calcio y el magnesio, afectan la resistencia del cuerpo para prevenir ataques o enfermedades del corazón.

El agua de la llave de la mayoría de ciudades en este país, tiene altos niveles de cloro para matar gérmenes, demasiado fluoruro para prevenir problemas dentales y hasta sustancias alcalinas para cambiar el ácido (pH) del agua. Las sustancias alcalinas son para prevenir que se corroan las pipas de agua potable, sin embargo ésto no garantiza la existencia de metales tóxicos como esbirro, plomo, mercurio, aluminio y cadmium (cadmio).

El problema mayor es que todas estas substancias sintéticas que se utilizan para tratar el agua potable, pueden ser carcinógenas.

AGUA PURIFICADA

La mayoría del agua de la llave viene de la superficie de reservas formadas de ríos, lagos, o de reservas subterráneas. Esta agua, pasa por plantas locales para el proceso de purificación y filtración a través de arena, grava y químicos que ayudan a convertir el agua contaminada, en agua para tomar por humanos.

LA MEJOR AGUA EMBOTELLADA

Una de las mejores aguas embotelladas es la conocida como "**spring water**", esta se obtiene de tierras subterráneas y se trata con chlorine pero no es procesada, por lo que sabe diferente y aun conserva sus minerales naturales.

¿QUÉ TAN SALUDABLE ES "EL AGUA MINERAL"?

El agua mineral (toda el agua es "mineral") pero el agua mineral embotellada también conocida como "sparkling water", usualmente contiene muchos mas minerales al igual que dióxido de carbono (CO2) que el resto. "Seltzer" es agua carbonatada con dióxido de carbono y las botellas de agua mineral lo contienen. Y la "Club Soda" es básicamente lo mismo, excepto que esta tiene más minerales que las demás.

Ahora la pregunta es ¿Qué tan saludable es tomar agua mineral comercial? Creo que basta con recordar que el dióxido de carbono (CO2) es un gas incoloro, inodoro, e insaboro soluble en agua. Este gas, extrae oxígeno de tu organismo 150% mas fuerte que el aire que respiras. El dióxido de carbono lo encontramos en la naturaleza. Las plantas convierten el dióxido de carbono en oxígeno y tu y yo cada vez que exhalamos, exhalamos dióxido de carbono.

El dióxido de carbono se utiliza no solo en las bebidas carbonatadas o minerales, sino en nieve seca y extinguidores de fuego. En efecto, es peligroso el abuso de agua mineral, porque nos roba el oxígeno de las células de cuerpo y cerebro y el oxígeno lo necesitamos para vivir. En otras palabras, el dióxido de carbono o el Seltzer (agua con dióxido de carbono que burbujea cuando no hay presión) es un "asfixiante" de las células del cerebro porque les roba oxígeno... Por ende causa dolores de cabeza, mareos y falta de concentración.

PURIFICADORES DE AGUA

El significado de agua filtrada es simplemente cuando se extraen o remueven los químicos, metales y bacteria en un 99.75 %. Existen alrededor de 2 millones de sistemas de purificación de agua de donde elegir. Para muchos expertos, los dos mejores purificadores de agua para el hogar son el filtro doble de ozono, aunque este es muy difícil encontrar y su precio podría no ser muy accesible para familias de bajos ingresos; sin embargo, existe el purificador de agua ósmosis inversa (reverse osmosis) , el cual tiene dos o tres mecanismos de purificación. Con este sistema, casi el 100% de material orgánico es removido. Este sistema de purificación de agua se encuentra disponible en diferentes tamaños, desde unidades para el hogar, hasta unidades de tamaño industrial. Recientemente, estos purificadores solían ser muy costosos; hoy en día, se encuentran a precios muy competitivos y económicos.

AGUA DESTILADA

El agua destilada no es recomendable como agua de uso diario ya que esta no tiene ningún tipo de minerales. Además el proceso para destilar el agua requiere vaporizarla a altas temperaturas de calor. Por lo que, si tenemos en mente que calentar el agua a 212 grados Fahrenheit de temperatura, cambia su química natural, de la misma forma al tomarla, el efecto bioquímico en el cuerpo también es diferente.

El agua destilada es recomendada únicamente cuando se trata de purificar el organismo, porque esta remueve más fácilmente la toxina y el exceso de minerales del cuerpo.

Las plantas, el té, los vegetales y los alimentos liberan más propiedades y minerales si se hierven o se cocina con agua destilada.

RAZONES PARA TOMAR AGUA

Si tomas agua, te sentirás mas ligero (a) y con energía, lograrás tu peso ideal, te enfermarás menos y si te enfermas, te recuperarás mas rápido, tus riñones funcionarán mejor y con ello, previenes intoxicaciones graves, tu aparato digestivo funcionará mejor y tu piel lucirá mucho mas joven y fresca.

RESUMEN

Como todos necesitamos el agua para vivir, la mejor forma de tomarla es a través de un sistema de purificación que filtre las sustancias tóxicas para el cuerpo y que no destruya ciertos minerales. Los filtros de "solid carbon" son excelentes para remover químicos del agua. Los filtros de "ósmosis inversa", aun siendo un poco mas costosos que los purificadores "solid carbon" también remueven casi un 100% los químicos, bacterias, nitritos y excesos de fluoruro del agua sin dañar sus minerales naturales; estos purificadores son fáciles de instalar y los hay de acero inoxidable ("stainless steel").

Si sales de viaje corres el riesgo de infectarte con algunas bacterias, parásitos, metales, químicos o radioactividad a través del agua. Sería mejor que llevaras tu propia agua, pero si el viaje es muy largo y eso no es posible, entonces por lo menos asegúrate que el agua se hierva por 10 minutos. Hervir el agua un minuto, destruye bacterias y parásitos, hervir el agua por 10 minutos, destruye los virus del agua. Aunque debes asegurarte de tomar multiminerales. Solamente en casos de emergencia, puedes agregar 10 gotas de iodine (yodo) por cada litro de agua y dejarla por 30 minutos antes de usarla para que se destruyan los gérmenes.

ANTOJOS

ANTOJOS EMOCIONALES

Los famosos "cravings" o antojos por azúcares, por lo general son causados por razones psicológicas como aburrimiento, ansiedad, costumbre o por lo que comes; por ende, solo hay que resistir de 5 a 10 minutos, tiempo aproximado que dura un antojo para que pase el deseo. Aunque muchas veces los antojos son confundidos por hambre y en realidad lo que se tiene es sed... nada más que sed. El estrés causado por problemas emocionales, por lo general provoca los antojos por azúcares, especialmente chocolate. Y tanto los azúcares como el chocolate, estimulan el cerebro para que libere endorfina (un neurotransmisor del cerebro que calma el dolor) y dopamina (un neurotransmisor del cerebro que produce la sensación de bienestar). Cuando tienes bajos niveles de serotonina (otro neurotransmisor del sistema nervioso central que se desgasta con el estrés emocional), dopamina y endorfina, por lo general también tienes ataques de ansiedad, depresión y antojos por carbohidratos y azúcares. Cambiando tu alimentación, los niveles de estos químicos se regulan.

Si tu ansiedad por comer azúcares está relacionada con estrés emocional (recuerda que estos ataques de ansiedad solo duran 10 minutos), toma estos minutos de ansiedad, para hacer un auto análisis; investiga en tu subconsciente y busca de donde viene la ansiedad y el estrés. Esto te ayudara a distraer la mente por 10 minutos y a la vez a enfrentar tus emociones. Las mejores técnicas para reducir los niveles de estrés son el yoga, el ejercicio, la natación y cualquier tipo de ejercicio físico que te guste.

ANTOJOS VS. IMBALANCES DE GLUCOSA

Si acostumbras comer alimentos sin valor nutritivo y sufres constantemente de antojos, lo más probable es que tu última comida tenía demasiados carbohidratos refinados; o quizá, simplemente tu cuerpo 'tiene hambre de nutrientes'. Es decir, cuando comes altas cantidades de carbohidratos refinados, sube el azúcar y el páncreas empieza a liberar insulina. Cuando la insulina sube, el azúcar baja; y cuando el azúcar baja, el cuerpo se siente desesperado por obtener azúcar inmediata como la que se encuentra en los azúcares refinados y comida chatarra.

Por eso tu cerebro envía la señal de hambre a través de la ansiedad por azúcares. Para evitar esos bajones o choques de glucosa, ASEGÚRATE de que tu desayuno sea nutritivo y no donas con café. Y durante el día, consume bocadillos nutritivos de proteína y fibra para evitar estos ataques de ansiedad o antojos por azúcares.

Quizás te hayas fijado que por las mañanas no te da mucha hambre; entonces, aprovecha ese balance para comer algo nutritivo, porque después del primer alimento sano que consumas, difícilmente vas a tener choques de glucosa, por ende, no tendrás ansiedad por azúcares. Una vez que empieces tu día con harinas blancas o azúcares refinados, va a ser muy difícil que controles los antojos por azúcares el resto del día, ni siquiera con fuerza de voluntad.

LOS ANTOJOS Y EL ESTRÉS

Si tu alimentación es balanceada aunque no perfecta, haces ejercicio con regularidad y tomas suficiente agua, y aún así sufres de ataques de ansiedad - "cravings"- por azúcares, lo mas seguro es que estás deficiente de vitaminas y minerales; aunque tomes vitaminas quizás el cuerpo no las esta absorbiendo por exceso de estrés. La próxima vez que sientas el deseo incontenible de comer unos chips o galletas con soda, interrumpe el antojo haciendo algo que ocupe tu atención total, toma 8 oz de agua, come una fruta (manzana) con almendras, o ponte a hacer ejercicio, al fin y al cabo el antojo solo dura 10 minutos.

NOTA: Ten cuidado y no reemplaces una adicción con otra, como irte de compras, fumar o tomar alcohol, porque es muy común reemplazar un mal hábito con otro, o una emoción negativa con otra.

ANTOJOS VINCULADOS CON LA NICOTINA

Existe la teoría de que los fumadores sufren mas de antojos por azúcares, depresión, ansiedad y problemas psicológicos que los no fumadores. Al mismo tiempo la nicotina del cigarro, se dice que, estimula la sensación química de bienestar falsa para lidiar con problemas de ansiedad y depresión. Los cigarrillos están relacionados con enfermedades como esquizofrenia, bipolaridad, hiperactividad, depresión maníaca, pérdida de la memoria y el uso de drogas y alcohol. Las personas que fuman a diario, son personas que se considera que pueden atentar contra su vida en un 174% más, que los fumadores ocasionales. Algunas compañías privadas y en ocasiones públicas, están utilizando esta información para justificar el no emplear a fumadores compulsivos.

ANTOJOS NOCTURNOS

Por lo general, de noche es cuando más se sufre de los famosos antojos por azúcares. La razón por la cual sucede esto, es por que tu dieta necesita mas proteína durante el día y carbohidratos complejos, aceites esenciales y menos azúcares refinados o comida procesada. Si a lo anterior se le agrega solo 2 frutas al día, sería mucho mejor. Evita bocadillos de carbohidratos de noche, esto es para prevenir que te vayas a la cama con altos niveles de insulina, lo cual evita que quemes grasa cuando duermes. De noche es mejor un bocadillo de proteína excepto leche; a menos que sea leche de almendras sin azúcar (unsweetened almond milk). Otra razón por la que los antojos podrían atacar de noche, es porque los antojos están relacionados con hábitos.Y si tienes la costumbre de ver televisión y comer al mismo tiempo ya se te hizo hábito y quizás hasta ahora que estas subiendo de peso te preocupa por tener estos antojos por la noche. Lo que se puede hacer en este caso es, estar consciente de que solo es un hábito y que en realidad tu cuerpo no lo necesita, toma agua o come un bocadillo de proteína, o bien, cambia de actividad por 10 días; en lugar de ver televisión ponte a leer o a hacer algo diferente y recuerda que cualquier actividad que repitas 10 días, se convierte en hábito.

BOCADILLOS NUTRITIVOS PARA CALMAR TUS DEMONIOS

Si te encanta el pan dulce, los chips, o cualquier tipo de golosina, no los tengas en tu casa; estos pueden llegar a ser una tentación muy grande en el momento de la ansiedad. Los bocadillos que puedes tener a la mano pueden ser: Almendras, fruta, semillas de calabaza o girasol crudas, yogurt natural o requesón con fruta, licuados de yogurt con leche descremada y fruta congelada, 'wraps' de tortilla de grano germinado con lechuga, jamón fresco de pavo y aguacate, pavo con jitomate y aguacate envuelto en una hoja de lechuga, un licuado de leche descremada con una manzana delicia pequeña, o un pan de grano germinado tostado con una rebanada de berenjena previamente asada y encima un poco de jitomate preparado de la siguiente forma: Se pica la cebolla y el ajo y se cocinan sobre una cazuela de teflón, cuando esta asada la cebolla se agrega el jitomate picado y se le agrega sal de mar, poquita pimienta y orégano.

Cuando se cocina todo, se retira la cazuela de la estufa y se le agrega una cucharada de aceite de olivo y unas gotitas de limón. Por ultimo, sobre el pan tostado con la rebanada de berenjena y el jitomate, se le pone un poco de queso asadero de soya rallado. También sobre una rebanada de pan tostado se puede poner aguacate queso y la siguiente salsa: En el procesador de comida se pone medio manojo de perejil, ½ cebolla, 2 jitomates medianos, ½ bell pepper (chile morrón), 4 dientes de ajo, el jugo de un limón mediano, sal de mar y 2 cucharadas de aceite de olivo.

Si se desea, se puede agregar uno o dos jalapeños frescos (no en vinagre). Por último, recuerda que las manzanas, por su fibra te dan la sensación de estar llena y por su azúcar eleva inmediatamente tú estado anímico... además no engorda y tiene vitaminas y minerales.

REEMPLAZA CARBOHIDRATOS SIMPLES POR COMPLEJOS

Reemplaza azúcares simples o carbohidratos refinados por carbohidratos complejos. Estos liberan azúcar gradualmente, por lo que, se evitan los bajones o choques de glucosa y los ataques de ansiedad. Los carbohidratos complejos son alimentos de grano entero, incluyendo el grano germinado y los vegetales.

Evita comer carbohidratos por si solos, para mantener los niveles de glucosa en su lugar, es mejor si comes carbohidratos con proteína y aceites esenciales. Por ejemplo, pollo o pescado con vegetales y ensalada con aceite de olivo. O una fruta con algo de queso. Cuidado con el exceso de sal, esta desata los antojos por azúcares. Si eres susceptible a los azúcares refinados, es mejor no probarlos. Muchas personas pueden comer algún postre y detenerse, en cambio otras personas con adicción a los azúcares no pueden controlarse una vez probándolo el azúcar… por lo que te recomiendo “no probarlos”.

Si a diario te llega la ansiedad por una dona glaseada rellena de crema, un ‘bagel’ con queso crema o un pan dulce con café alrededor de las 11 de la mañana, esto quiero decir que necesitas un desayuno más sustancioso con fibra o proteína. O si dejaste de comer carne roja, pero se te antoja mucho y no llevas una dieta balanceada en la que no incluyes frijoles, o vegetales verdes, lo más probable es que te haga falta hierro, sobre todo si también tienes uñas quebradizas y puntas partidas en el cabello.

IMPORTANTE: Recuerda, si los antojos te llegan porque de verdad tienes hambre, escoge bocadillos nutritivos que te calmaran el apetito y la ansiedad, pero si los antojos te llegan por problemas emocionales, solo son 10 minutos que tienes que controlar el antojo, pero más importante aun, debes buscar ayuda para sanar cualquier herida emocional mal sanada.

SUPLEMENTOS PARA LA ANSIEDAD

Estos suplementos junto con una mejor alimentación y ejercicio, te van a ayudar a poner en balance más rápidamente tu organismo. Si en seis semanas no mejoran notablemente los antojos emocionales, quizás debas buscar ayuda psicológica.

Greens (vegetales verdes en polvo): En lugar de una dosis dos veces al día, toma una dosis 4 veces al día; cada dosis con 8 oz de agua con limón, sin azúcar.

Multivitaminas con minerales: 1 con el desayuno y 1 con el almuerzo.

500 mgs de Vitamina B 5 Panthotenic Acid.

Omega3 (Essential Fatty Acids) seguir las indicaciones del frasco.

3000 mgs de vitamina C.

1 cápsulas para tus glándulas adrenales 3 veces al día.

10 vasos de agua de 8 oz al día.

500 mgs de L-Glutamina 2 veces al día antes del desayuno y el almuerzo (solo mayores de 18 años no lactando o embarazadas).

1 taza de Te verde (compra el te suelto no refinado), en lugar de café.

400 Unidades de Vitamina E

1 Cápsula de Calcio 500 mg con magnesio 250 mg, 3 veces al día.

AZÚCARES

LA TRISTE Y AMARGA REALIDAD DEL AZÚCAR

El azúcar blanca, el "corn syrup" (jarabe de maíz), "maple syrup" (jarabe de arce) y el azúcar cruda, a pesar de su dulzura, su realidad es muy amarga. La azúcar cruda conocida como azúcar morena, tiene más melaza; la melaza viene siendo la miel de azúcar morena refinada. Cualquier tipo de azúcar, al consumirla, ni siquiera la digerimos porque se va directamente a la sangre y luego al cerebro, causando imbalances químicos y hormonales que luego provocan muchas enfermedades físicas y emocionales.

PROBLEMAS RELACIONADOS CON EL ABUSO DE AZÚCARES

Cualquier tipo de azúcar refinada nos causa un gran apetito aun acabando de comer, nos roba calcio, proteínas y nutrientes de los alimentos. Provoca hiperactividad en niños y adultos, causa dolores de cabeza, retrasa el aprendizaje en los niños, alimenta las células cancerosas, cambia la química del cerebro, gasta hormonas cerebrales desmedidamente, coagula la sangre, concentra el colesterol, descontrola las hormonas del páncreas y la insulina y aumenta el tamaño del hígado y los riñones, los cuales al crecer dejan de funcionar adecuadamente.

Los azúcares refinados también son causantes de la formación de piedras en el riñón, exceso de ácidos en el estómago, úlceras, cáncer intestinal, ataca y debilita los sistemas inmunológico, óseo, circulatorio, respiratorio y nervioso. El exceso de azúcar deposita grasa en la sangre, interfiere con el sistema digestivo -provoca diarrea o estreñimiento-, venas varicosas, celulitis, hemorroides, alergias, debilita la dentadura y lo peor de todo, el azúcar es como una droga, el azúcar es adictiva.

La mejor forma de disfrutar de los alimentos dulces, es en su forma natural como la fruta o utilizando un endulzante natural como la hoja de la planta ***stevia***. Stevia, es una planta nativa de Paraguay y provee además de su sabor dulce, cero calorías y fibra. Su fibra protege la bacteria amigable de los intestinos (lactobacillus y bífido bacteria).

Esta bacteria amigable mantiene en buena condición la flora intestinal; por lo que, mejora el movimiento intestinal, ayuda a fortalecer el sistema inmunológico, ayuda a controlar la formación de radicales libres, mantiene limpio el colon y ayuda al funcionamiento del hígado.

El endulzante "stevia" se puede utilizar para preparar licuados, malteadas, te, limonada, etc. Este endulzante lo pueden utilizar personas que sufren de diabetes y lo puedes encontrar en tiendas y centros de nutrición y por supuesto, en tiendas de internet lo encuentras más económico.

IMPORTANTE: Recuerda que, por cada un ¼ de cucharada de azúcar, el sistema inmunológico se baja o debilita hasta por 3 horas. Durante esas tres horas, el cuerpo esta más vulnerable y es sumamente fácil que se contagie con algún virus o bacteria, especialmente si alguien cercano sufre de influenza o de alguna enfermedad contagiosa.

BAJA DE PESO DE POR VIDA

LA FORMA MÁS SENCILLA DE BAJAR DE PESO

EVITA lo más posible **malpasarte**, consumir harinas blancas y azúcares refinados como pastelitos, donas, nachos, chips, galletas, chocolates, café, sodas, bebidas llamadas "deportivas", alcohol, cigarro y comida frita. Esto es veneno para el cuerpo y mientras no dejes el veneno, no vas a bajar de peso ni a mejorar de salud (si comes algún postre, hazlo de vez en cuando y lo más importante "en cantidades moderadas".

EVITA el gluten; el gluten es una proteína -carbohidrato que encontramos en la mayoría de granos como trigo (wheat), centeno (rye) y cebada (barley); reemplázalos por los de grano germinado, estos no tienen harina ni gluten y los encuentras en la mayoría de tiendas de nutrición o supermercados donde se especializan en alimentos orgánicos.

INCLUYE en tu alimentación el arroz integral, millet, buckwheat, frijoles de todo tipo, lentejas y demás leguminosas (vegetales que crecen en vaina). La pechuga de pollo, el pescado blanco, el pavo y el salmón son algunas de las proteínas de origen animal que puedes consumir moderadamente (asegurándote de masticarlas bien) en porciones pequeñas, cocinadas a la parrilla, en su jugo, al horno y/o al vapor (nada frito).

NO OLVIDES las enzimas digestivas que obtienes de los vegetales crudos y de las ensaladas con limón, aceite de olivo y sal de mar; estos, ayudan a que tengas una mejor digestión, a que absorbas mejor los nutrientes y por ser altos en fibra natural, actúan como la escoba y el trapeador de los intestinos;

por lo cual, evitas el estreñimiento y lógicamente, te ayudan a bajar mas rápido de peso. O si estás mal nutrido (a), subes de peso automáticamente lo necesario… y mejoras de salud.

HAZ ALGO DE EJERCICIO; por lo menos, haz ejercicio hasta que rompas en sudor (un total de 60 minutos por semana) es decir, con 3 veces por semana que hagas ejercicio por 20 minutos y logres romper en sudor ya lograste tu ejercicio básico para prevenir enfermedades y evitar la obesidad; claro, este tipo de ejercicio "mínimo" funciona solo si lo combinas con una dieta balanceada.

TOMA AGUA y deja de vivir en estado de deshidratación. Necesitas tomar aproximadamente 2.5 litros de agua al día. Pero si sufres de obesidad, divide la mitad de tu peso entre 8. El resultado, es el total de vasos de agua de 8 oz que deberás tomar al día. ¡Ah! Y cuando hace calor, deberás agregar dos vasos extra y al hacer ejercicio, otros dos más.

COME 5 Ó 6 VECES AL DÍA. Pero no quieras comer porciones gigantes 6 veces al día, no. Debes comer porciones pequeñas de comida cada 3 horas para que tu metabolismo se mantenga activo y queme la grasa extra del cuerpo.

NO TE BRINQUES EL DESAYUNO. El desayuno es indispensable si deseas bajar de peso, nutrirte o mejorar de salud. Este, previene los ataques repentinos de hambre por las noches y a la vez, prende el metabolismo. Pero no porque es importante desayunar quiere decir que vas a comer como se acostumbra en Estados Unidos. Uno de los desayunos favoritos de América: Un altero de pancakes, 3 huevos batidos, papas fritas, tocino, pan tostado y hasta una malteada; no, esto envenena tu hígado.

Lo mejor para desayunar, es algo ligero pero nutritivo como yogurt natural con fruta, un huevo batido con vegetales y un pedazo de pan de grano germinado tostado, quizás avena natural con fruta o una taza de cereal sin harina ni gluten con leche de soya y almendras.

Este tipo de desayunos ligeros, no interfieren con la desintoxicación del hígado. Es decir, tu hígado se la pasa limpiando tu organismo toda la noche y por la mañana, debe eliminar toda esa toxina; pero, si tú comes un desayuno gigante, en lugar de eliminar la toxina, el hígado deja ese trabajo y se dedica a metabolizar el desayuno pesado (grasa) que acabas de consumir.

EN TU AUTO O TRABAJO, NO OLVIDES TRAER BOCADILLOS siempre contigo, como almendras, semillas de calabaza, fruta picada, vegetales cortados en tiritas, queso de soya y pan tostado de grano germinado. Es mejor un bocadillo que traer el estómago vacío.

NOTA: Lo mas importante para bajar de peso es: **comer porciones pequeñas** cada 3 horas para mantener prendido tu sistema metabólico, **tomar agua** para deshacerte de la toxina que acidifica el organismo y no te deja bajar de peso y **hacer ejercicio** para bajar los niveles de estrés que también son causantes del sobrepeso y obesidad.

DISCIPLINA Y BUENOS HÁBITOS

1.- Toma suficiente agua; divide la mitad de tu peso entre 8 y el resultado es el total de vasos de agua de 8 onzas que deberás tomar durante el día, especialmente entre comidas.

2.- No tomes agua con los alimentos; los líquidos se toman 15 minutos antes o después de comer.

3.- Haz porciones más pequeñas, mastica bien los

alimentos y evita comer enojado (a). Comer en un estado emocional negativo causa espasmos intestinales y mala absorción.

4.- Come 2 frutas, 2 ensaladas y 2 porciones de vegetales diariamente, las frutas son más recomendables entre comidas y los vegetales crudos o semi crudos. Si nunca haz comido crucíferos crudos (repollo, brócoli, coliflor y coles de Bruselas), empieza por comerlos cocidos a vapor y gradualmente semi-cocidos hasta que los toleres crudos. Este tipo de vegetal tiende a causar inflamación intestinal si no tienes suficientes enzimas digestivas.

5.- Elimina gradualmente los alimentos fritos, procesados, con químicos, harinas blancas, azúcares refinados y todo tipo de bebidas carbonatadas. Hacer cambios graduales, te ayudará a que estos sean de por vida.

6.- Come a la misma hora tus tres comidas principales y dos bocadillos saludables entre comidas; no pases más de 3 horas sin alimento. Para que te de hambre cada tres horas, debes comer cantidades pequeñas de comida... lógico.

7.- No elimines el arroz, el pan ni los alimentos de grano entero de tu dieta, es mentira que te hacen subir de peso; estos evitan los ataques de ansiedad por comer harinas y azúcares refinados, además, te dan energía y son la escoba y el trapeador de los intestinos. Los mejores carbohidratos son los complejos o sea los vegetales y los granos enteros germinados (si no eres alérgico al gluten que viene en los alimentos de trigo, adelante, come pan, tortillas y cereales de trigo, pero si padeces de alguna enfermedad seria, evita el gluten).

8.- No abuses de un solo alimento por más saludable que este sea, esto desata las reacciones alérgicas a ciertos alimentos.

9.- No comas cantidades grandes de ningún tipo de carne, mucho menos si esta frita. La carne frita tarda hasta 48 horas en ser digerida. Y mientras tu intestino delgado trata de digerir la carne, tu estómago se queda estancado lleno del resto de comida que le sigues poniendo. Esto ocasiona indigestión, mala absorción de nutrientes y la putrefacción de alimentos que eventualmente se convierten en bacteria y en enfermedades graves.

10.- Come poquito de todo, pero no te quedes ni con hambre ni muy llena. Inclusive cuando peques con un postre o algo no muy sano, asegúrate que sea pequeño. Y si pecas, disfrútalo y no te sientas culpable. La culpabilidad acidifica el organismo y estanca la digestión. Ahora que si estas enfermo (a), mejor evita este tipo de tentaciones. O si eres compulsivo y no te vas a detener con ese postre, ni lo pruebes. Mejor, come una fruta.

11.- Toma jugos de vegetales verde oscuro con zanahoria, betabel y raíces de apio y perejil con todo y sus hojas (8 onzas con el desayuno y 8 con el almuerzo), estos purifican el torrente sanguíneo, calman el hambre y la ansiedad por azúcares, te nutren y te ayudan a bajar de peso (si sufres de obesidad) pero si estas desnutrido (a) al nutrirte, te ayudan a subir de peso.

12.- Come semillas molidas mixtas: linaza, chía, girasol, sésamo y pepita de calabaza. Estas son una fuente excelente de aceites esenciales y fibra. Tanto te ayudan a rejuvenecer como a prevenir enfermedades del aparato digestivo y colon.

13.- Toma una cucharada de gérmen de trigo y otra de lecitina granulada después de cada comida (mantienen en su lugar el colesterol, los triglicéridos y la presión entre otros beneficios).

14.- Haz ejercicio de 20 a 30 minutos diarios. No es recomendable estrésar tu cuerpo con horas de ejercicio, pero si tienes que ser constante para ver resultados y mantenerte en óptimas condiciones de salud. Lo ideal es que con el tiempo logres hacer de 45 a 60 minutos de ejercicio de 4 a 6 veces a la semana. Esto es posible con disciplina y constancia.

IMPORTANTE: Si nunca te has alimentado saludablemente, lo más probable es que no tengas disciplina para comer y la disciplina en efecto, es difícil de lograr de la noche a la mañana, pero hay una forma efectiva de hacerlo: Enfócate en el hábito número uno de esta lista y hasta que logres convertirlo en un hábito, pasa al número 2; luego al 3, al 4, etc. Cuando menos lo pienses, serás una persona con disciplina y buenos hábitos.

TIPS PARA NO ESTANCARTE EN LA PERDIDA DE PESO

1.- Prohibido el auto-sabotaje; no te hagas trampa a ti misma; no digas: "que al cabo nadie me vió y solo me comí dos galletitas", o "voy a reemplazar mi ensalada con un helado".

2.- No compres alimentos que te van a hacer caer en tentación. No tengas alimentos chatarra en casa.

3.- Cuando salgas a comer fuera, selecciona bien lo que vas a comer y nunca te comas todo lo que te sirven, no comas pan con mantequilla, ni chips con salsa, pídele al mesero que los retire; mientras llega la comida plática con tu pareja de tus mejorías ahora que has empezado a bajar de peso y dale las gracias o dense las gracias mutuamente, porque la disciplina en nutrición, beneficia a toda la familia. Si tu pareja no te apoya, búscate otra. O sea, busca una amistad que le interese como a ti la nutrición y apóyense. La motivación es vital para llegar a cualquier meta.

4.- No tomes bebidas alcohólicas, ni siquiera una... Si es que quieres bajar todas las libras que tienes de más. Una vez que logres la meta, puedes tomar de vez en cuando (cada 15 días por ejemplo).

5.- Come menos de lo que comes ahora, haciendo esto, comprobarás que en 15 minutos estarás llena y satisfecha, sin esa sensación de que se te pasó la mano y comiste de más. El cerebro tarda 20 minutos en registrar que el estómago esta satisfecho.

6.- No olvides que para seguir bajando de peso tienes que deshacerte de todas las toxinas del cuerpo, ¿como? Tomando toda el agua que debes tomar y haciendo ejercicio.

7.- Haz ejercicio, si no te gusta, por lo menos busca algún deporte que te llame la atención y que te haga sudar, sin ejercicio será mas lento el perder las últimas libras de peso. Además, si no haces ejercicio tus músculos estarán flácidos.

8.- El estrés hace subir de peso (especialmente el estómago) y desgasta tejido (músculo) acidifica la sangre, envejece y detiene tu metabolismo; entonces, deshazte del estrés rezando, haciendo ejercicio, meditación, practicando yoga, pilates, bailando, caminando, haciendo deportes etc.

9.- Deja de tomar antidepresivos prescritos porque afectan tu sistema hormonal y metabólico. Toma vitaminas, haz ejercicio, toma agua y come saludablemente. Piensa en donar 1 ó 2 horas de tu tiempo en asilos, hospitales y orfanatos para que compruebes que ayudando a otros sin esperar nada a cambio, te ayuda y cura tu depresión; quizás así dejes de pensar en tus propios problemas especialmente si no tienen solución o si nunca van a ocurrir. Haz una lista de las cosas que no te gustan de tu personalidad y otra lista de todos los problemas que tienes por la falta de disciplina. Organízalos por orden de importancia y cada día por lo menos intenta solucionar uno de esos problemas. Cuando menos lo pienses avanzarás increiblemente; de otra manera, la lista de problemas crecerá. Nada desaparece por arte de magia. Si no puedes tu solo (a), busca ayuda.

10.- Jamás te compares con tu vecina o con tu mejor amigo (a), el sistema óseo de cada persona es diferente y la naturaleza nos hizo a uno más altos y delgados que a otros, más planos y abultados que a otros, pero en lo que si somos iguales es en que si no cuidamos lo que comemos, todos vamos a enfermar. Así que, tu única competencia... eres tu mismo (a).

11.- Deja de pesarte a cada rato, mientras estés seguro (a) que estas comiendo a tus horas alimentos sanos y variando todo tipo de fruta, vegetales y alimentos de grano entero, comiendo porciones pequeñas de proteína animal, digiriendo bien, sin estreñimiento ni malestares digestivos o de salud, es garantizado que seguirás reduciendo. No te obsesiones ni quieras bajar de peso como al principio, eso hace que tu cerebro cambie su química y bloquee tu sistema metabólico. Recuerda: subir decenas de libras de peso no le tomó a tu cuerpo un par de meses, sino mucho más tiempo, entonces la pérdida de peso permanente y de una forma saludable, también toma tiempo, paciencia y disciplina.

12.- Los vegetales crudos, calman el apetito y por ser alimentos de agua (mas del 80%) ayudan a desintoxicar y a quemar grasa más rápido.

13.- Los jugos de vegetales variados verdes crudos, nutren tu organismo directamente y te calman los ataques de ansiedad por azúcares o harinas refinadas y te ayudan a digerir mejor los alimentos. Y una mejor digestión, ayuda a evacuar mejor los desechos de los intestinos y a evitar inflamaciónes. Entre mejor digieres los alimentos, más rápido bajas de peso.

14.- Cualquier problema de salud que tengas, interfiere con la perdida de peso aunque estés comiendo saludablemente, porque los nutrientes de los alimentos primero se enfocan en mejorar tu salud y luego en quemar grasa.

15.- ¿Tienes problemas de salud? Bueno, una forma de ayudar a tu cuerpo a que se cure por si solo, además de alimentarlo a sus horas, es dándole todos los nutrientes que el cuerpo requiere. Si el calor destruye parte de esos nutrientes, los pesticidas destruyen otra parte, tu estrés destruye otra parte... ¿Te imaginas las vitaminas que le sobran a los alimentos? Estas vitaminas son mínimas para la cantidad de nutrientes que necesita el cuerpo para funcionar y curarse por si mismo. Aquí es donde entran los suplementos de complejo B, minerales, aceites esenciales, aminoácidos y enzimas.

16.- Se más agradecido con la vida. Deja de ver lo negativo. Enfócate en lo que sí tienes y no en lo que te falta. Vuélvete mas agradecido (a) con lo que tienes. Toma ventaja de lo que sí tienes y úsalo en vez de que te la pases quejándote de lo que quisieras tener. Eso que quieres tener, si sabes que es posible, lucha por ello. Si sabes que es imposible y hasta irracional lograrlo, olvídate y se realista. Por ejemplo una persona bajita que mide 5.4 en sus 30's, sería ilógico e irracional que sufra por no tener la estatura de Anthony Robbins (6.7 pies). Lo que si es posible, aun con 5.4 de estatura es estar sano, alegre, contento con tu trabajo, tener una familia sana que te quiera y te respete, etc. Pero para ello tienes que merecerlo. ¿Quieres un mejor trabajo? Prepárate, estudia. ¿No quieres sacrificarte al estudiar y trabajar y solo tener unas cuantas horas de tiempo para ti? Entonces no hay que quejarse. Ser mas agradecido con la vida, te ayudará a ser más feliz y ser feliz estimula el sistema inmunológico y metabólico. Ser infeliz te acidifica y activa el mecanismo de defensa; por ende, no puedes bajar de peso.

IMPORTANTE: Toma enzimas digestivas antes de cada comida, coenzima Q-10 90 MG al día, Omega3 después de cada comida, calcio con magnesio 1 cápsula 3 veces al día con el estómago vacío, vitaminas B, C, E, A, minerales y 50 MG de Zinc, los minerales y el Zinc son mejor absorbidos si se toman por la noche.

BENEFICIOS DEL SUERO LÁCTEO Y YOGURT

¿Qué es el suero lácteo? El suero lácteo es un familiar del yogurt que tiene propiedades similares al yogurt; además, es un purificador del organismo y es muy sencillo de obtener diariamente. Para conseguir el suero lácteo, hay que exprimir un limón entero sobre la leche, luego cuando esta se corta y se cuaja, se cuela bien y se separa; el liquido es el suero y la masa que de ahí sale, la puedes hacer requesón. El suero lácteo desintoxica, fortalece al sistema inmunológico, ayuda a prevenir el cáncer y otras enfermedades que se originan en los intestinos.

COMO PREPARAR Y COMER EL SUERO LÁCTEO

Pon en un recipiente la misma cantidad de yogurt natural y de suero lácteo, luego ponle fruta picada al gusto, agrega 2 cucharadas de gérmen de trigo y 2 cucharadas de semillas mixtas molidas (semilla de linaza, girasol, sésamo y pepita de calabaza). Pónle una cucharada de miel de abeja y mézclalo bien. Tómalo por lo menos una vez al día. Pero si sufre de alguna enfermedad del sistema digestivo, entonces tómalo hasta tres veces al día (miel sólo una vez al día).

COMO PREPARAR QUESO FRESCO CASERO

Una vez que la leche se ha cortado con el limón que le exprimiste, déjala en reposo por varias horas hasta que cuaje perfectamente bien. Luego, cuela bien y separa el suero lácteo de la masa; esta ponla en una servilleta muy delgadita y muy limpia, junta las cuatro puntas y deja que se siga destilando.

Después pon esta masa en un plato con un poco de peso encima para que se prense la masa y se forme el queso.

Este queso solo se conserva en buenas condiciones por dos días porque no tiene preservativos como los que venden en el supermercado, así que no prepares grandes cantidades de queso.

YOGURT NATURAL

El yogurt natural cura infecciones, diarrea, estreñimiento, úlceras y toda enfermedad relacionada con los intestinos y el aparato digestivo; también se recomienda para personas que sufren de migraña, acné, colitis, úlceras, problemas de la piel, fatiga nerviosa, nerviosismo y herpes. A personas con reacción alérgica a la lactosa se les sugiere que reemplacen la leche de vaca con yogurt natural ya que los microorganismos de este, destruyen las moléculas de proteínas de la leche de vaca, los cuales son causantes de la reacción alérgica al consumirse. El sabor un tanto ácido del yogurt natural no quiere decir que va a empeorar el problema de acidez que se sufra, por el contrario el yogurt detiene el exceso de ácido clorhídrico (ácido digestivo), causante del malestar.

Para que el yogurt natural ayude a bajar el colesterol de la sangre, al prepararlo se debe utilizar leche descremada. El yogurt natural es más saludable que la leche de vaca por sus propiedades nutritivas, curativas y por su bajo contenido de azúcar.

Es sabido que el uso de la mayoría de antibióticos destruye la flora intestinal y para reconstruirla, son necesarios los alimentos naturales como el yogurt, las frutas y las verduras. Si alguien de la familia padece de algún tipo de tumor, toma medidas preventivas para evitar contraer esta misma enfermedad hereditaria. Lo primero que tienes que hacer, es eliminar las carnes rojas y aumentar el uso de frutas, vegetales, semillas, nueces y granos germinados.

COMO PREPARAR EL YOGURT

Antes que nada, debes ser sumamente limpio (a) para evitar contaminar el yogurt. Si sufres de alto colesterol o de obesidad, utiliza leche descremada para preparar el yogurt y tómalo todos los días. Si tienes anemia, desnutrición y hasta el virus de tuberculosis, agrega una taza de crema de leche por cada litro de leche entera.

Pon a calentar la leche hasta que empiece a hervir, luego cámbiala a una cazuela de barro o cristal y déjala enfriar. Cuando esté aun tibia (agrega la crema hasta que se disuelva; si no necesita la crema evítala y continúa con el proceso), agrega un vaso de yogurt natural o la semilla del yogurt (esta semilla se consigue en las tiendas de nutrición) y mueve lentamente; después, tapa el recipiente de barro o cristal, envuélvelo con una toalla caliente y déjalo reposar por seis horas. Si necesitas que el yogurt cuaje mas, déjalo por otras 6 horas en reposo.

NOTA: Deja un vaso de este yogurt para que lo utilices en la preparación de más yogurt al siguiente día. Si en algún momento el yogurt ya está muy insípido, empieza el proceso de nuevo.

CALCIO

El 98% de las casi 3 libras de calcio del cuerpo se concentra en los huesos, 1% en los dientes y el otro 1% en el tejido y en el torrente sanguíneo. El calcio y el magnesio son los minerales que más necesita el cuerpo. El calcio lo utiliza al doble del resto de minerales. El calcio con la ayuda del magnesio se encarga del funcionamiento de la sangre, nervios, músculos y tejidos, especialmente regula las contracciones del corazón y los músculos.

Cuando el calcio en nuestros tejidos es bajo, el cuerpo usa calcio de los huesos para funcionar. Pero cuando tenemos calcio de más, por simple exceso de calcio sintético o por falta de magnesio, el cuerpo lo envía a lugares inapropiados como a algunas placas arteriales, a las articulaciones de los huesos, músculos, al hígado y a la sangre causando con esto inflamación y dolor paralizante.

¿Por qué la sangre alcalina se convierte en ácida? Porque comemos lo que sea y como sea sin importar si es comida basura o no. También por estreñimiento contínuo, consumo excesivo de carbohidratos refinados (harinas blancas y azúcares refinados) y exceso de carnes rojas.

Este problema de acidosis en la sangre es considerado como una enfermedad del sistema inmunológico. Alimentarse saludablemente mejora la digestión y previene fugas intestinales de la flora. La flora es esencial para prevenir alergias y dolores artríticos.

BENEFICIOS DEL CALCIO

El calcio reduce los dolores de cabeza, la irritabilidad, el insomnio, la depresión, los síntomas premenstruales, de premenopausia, menopausia y postmenopausia; y en los hombres los síntomas de la andropausia (menopausia masculina). Tomar dosis altas de calcio por periodos cortos es benéfico. La mejor forma de tomar el calcio es: con el estómago vacío, de noche y con una cápsula de ácido clorhídrico (betaine). Para quienes están tomando 2000 mgs de calcio con magnesio se recomienda que tomen dos cápsulas en ayunas y dos cápsulas 1 ó 2 horas antes de dormir.

¿QUIENES NECESITAN CONSUMIR MAS CALCIO?

Desde mujeres embarazadas, mujeres lactando, fumadores, alcohólicos, quienes hacen ejercicio físico, cuando se está enfermo físicamente, si eres muy nervioso o aprehensivo, aquellos que consumen cantidades altas de proteína, azúcar, sal y grasa saturada y hasta aquellos que sufren de problemas gastrointestinales necesitan más calcio que el resto de personas.

Los riñones deben estar en buena condición para controlar el nivel de calcio en la sangre, si no funcionan, el calcio se va a la sangre en lugar de irse a los huesos. Para cuidar de los riñones basta tomar 2 ó 3 litros de agua, recuerda que el trabajo de los riñones es purificar la sangre y filtrar las substancias tóxicas del cuerpo.

El calcio en adolescentes es vital. En mujeres a partir de los 12 años de edad, en hombres a partir de los 14. Durante un periodo de 3 ó 4 años el cuerpo de los adolescentes necesita más calcio porque es cuando el 40% del hueso que tendrán de por vida se forma. El calcio se absorbe en el intestino delgado con la ayuda del magnesio y vitamina D.

Niños y adolescentes necesitan 200 IU de vitamina D al día. El 90% de adolescentes especialmente mujeres en este país, no consumen calcio, ni siquiera en dosis mínimas. Prefieren sodas y jugos, en lugar de leche y vegetales. Muchas jóvenes creen que la leche engorda y lo que realmente engorda son todos esos químicos de las sodas de dieta y el azúcar concentrada de los jugos de frutas comerciales. Estas dos bebidas no solo engordan e intoxican, sino que roban calcio y minerales de los huesos.

LO QUE REDUCE LA ABSORCIÓN DEL CALCIO

- Las dietas altas en sal causan pérdida de calcio.
- Dietas altas en azúcares reducen la absorción de calcio y magnesio.
- Calcio sintético o sin magnesio conlleva a calcificación del tejido blando, formación de piedras en los riñones, calcificación de los huesos del esqueleto, e hipercalcemia (altos niveles de calcio en la sangre).
- La toxina del cigarro, alcohol y de las drogas recreacionales y prescritas evita la absorción de calcio y roba el calcio de la reserva de los huesos.
- Dietas altas en proteína animal como la dieta Atkins acidifican el tejido y la sangre del organismo; el cuerpo en busca de prevenir la perforación de órganos por el exceso de ácido, libera calcio de los huesos en grandes cantidades, aumentando con ello el riesgo de contraer osteoporosis, artritis y otros problemas autoinmunes. Este tipo de dieta también causa la perdida de sodio del cuerpo, recordemos que el calcio y el sodio utilizan el mismo sistema de transporte y a donde va el calcio, va el sodio.

- El estrés afecta la homeostasis (balance) del cuerpo. Este balance se mantiene a través de los niveles de calcio y del funcionamiento de la glándula tiroides que a su vez se encarga de la producción de las hormonas paratiroidea, calcitonin y dihydroxyvitamin D.

- La absorción de calcio previenen problemas gastrointestinales ya que el calcio se absorbe en el intestino delgado con la ayuda de magnesio y vitamina D.

- Las dietas altas en fósforo y bajas en calcio causan la calcificación del hueso y baja absorción de calcio y minerales. El fósforo se encuentra en la soda, carne, huevos, comida procesada y carnes curadas como salchicha, jamón, tocino, etc. y en todos los quesos cremosos.

- Personas que sufrieron de fracturas durante su infancia, tienen más problemas para absorber el calcio. Y si durante la adolescencia descuidaron su alimentación y cuerpo, corren el riesgo de sufrir de problemas del sistema óseo en su vida adulta.

- La leche descremada interfiere con la absorción de calcio al igual que los alimentos altos en ácido oxálico como las espinacas, rhubarb, chard y chocolate (este ácido forma sales insolubles en el intestino).

- La leche fortificada con vitamina D no es recomendable porque por ser vitamina D sintética, interfiere con la absorción del calcio.

- El ácido fítico (phytic acid) también disminuye la absorción de calcio y otros minerales. Los granos enteros tienen este ácido, por lo que se recomienda que se remojen por 24 ó 48 horas antes de cocinar.

IMPORTANTE: Los huesos porosos y frágiles y la pérdida de calcio de los huesos ocurre... Cuando el calcio se gasta más rápido de lo que se tarda el cuerpo en reponerlo. Y todos los puntos ya mencionados que interfieren con la absorción de calcio, lo desgastan mucho más rápido de lo que el cuerpo deposita el calcio recién ingerido.

REQUERIMIENTOS FISIOLÓGICOS

El calcio lo necesitamos todo mundo... desde pequeños y grandes hasta hombres y mujeres, pero la cantidad depende de los requerimientos fisiológicos del cuerpo durante su desarrollo y esto tiene que ver con la edad, género, actividad física, estilo de vida y alimentación.

DOSIS DE CALCIO SEGÚN LA EDAD

La mejor fuente de calcio para los bebes recién nacidos y hasta su primer año de vida es a través de la leche materna. Los primeros 6 meses de edad de un bebé que consume leche materna, obtiene alrededor de 360 mgs de calcio al día. Después de los 6 meses, cuando empieza a comer alimentos sólidos, el bebé debe consumir 540 mgs de calcio aproximadamente al día. No se recomiendan los alimentos sólidos antes de los 6 meses de edad, porque el bebé aun no tiene el aparto digestivo ni sistema inmunológico desarrollado. Darle alimentos sólidos al bebé antes de los 6 meses, conlleva a sufrir reacciones alérgicas a alimentos y contaminantes ambientales desde pequeño y en su vida adulta.

El calcio de la leche materna es 58% mejor absorbida que las fórmulas para bebés. La leche de vaca no se recomienda hasta que el bebé cumpla 12 meses. Pero el yogurt natural, el suero y el tofu se pueden incluir en la dieta de un bebé a partir de los 6 meses de vida.

De 1 a 3 años de edad, un bebé necesita 500 mgs de calcio aproximadamente, de 4 a 8 años de edad necesita alrededor de 800 mgs. De 9 a 18 años de edad, se necesita consumir 1300 mgs de calcio al día. Si se consume calcio de más, el cuerpo elimina el que no utiliza, pero si se consume de menos, los huesos de los infantes o adolescentes no crecen como debieran y no solo eso, sino que el hueso se forma débil, vulnerable y frágil.

Adultos de 19 a 50 años de edad, necesitan mínimo 1000 mgs de calcio al día. Mujeres embarazadas o lactando, 1200 mgs al día. Mujeres en la premenopausia, menopausia y post menopausia se recomienda que tomen 1200 mgs de calcio con magnesio, esto es si no estás tomando estrógeno. Y como el cuerpo de un joven absorbe del 50 al 70% el calcio que consumen y los adultos y ancianos solo del 30 al 50%, se recomienda que vigiles tu alimentación y tomes calcio extra en forma de suplemento.

Personas con problemas de salud, o que fuman, toman alcohol, café, soda y que su estilo de vida es sedentario o estrésante, se recomienda que tomen de 2,000 a 4000 mgs de calcio al día. Si tomas dosis altas de calcio, asegúrate de cada 3 meses dejar descansar el cuerpo por una o dos semanas y luego continuar con tu tratamiento. El calcio que verdaderamente absorbe el cuerpo debe venir en una formula que contenga magnesio, vitamina D, Zinc y otros minerales en dosis mas pequeñas. El calcio por si solo, puede ser contraproducente.

INTOLERANCIA A LA LECHE DE VACA

La intolerancia al azúcar de la leche de vaca conocida como lactosa, es por falta de la enzima que la digiere. Africanos, mexicanos, indio-americanos y asiáticos por genética tienden más a sufrir de intolerancia a la lactosa. Pero todo aquél que no digiere la lactosa, puede mejorar esta condición con nutrición... Fortaleciendo el sistema inmunológico y reparando la flora intestinal.

Deja de atacar a tu sistema inmunológico con químicos y colores artificiales de comida prefabricada, comida rápida, comida enlatada, comida frita, en resumen comida artificial. Reduce la toxina del cigarro, alcohol, café, drogas prescritas o callejeras y azúcares. Por último, para reparar tu flora intestinal y fortalecer tu sistema inmunológico, deja descansar a tu aparto digestivo y consume calcio. Come 3 ó 4 porciones pequeñas de alimentos que contengan calcio y come cada 3 horas.

NO SOLO LA LECHE DE VACA TIENE CALCIO

Si eres de las personas que tomó la decisión de no tomar leche de vaca, no te preocupes, el calcio también lo encontramos en muchos otros alimentos, por eso debemos optar por la dieta rotativa.

- 6 oz de yogurt natural contiene: 300 mgs de calcio.
- 1 taza de brócoli al vapor contiene: 250 mgs de calcio.
- 6 oz de leche de cabra (goat) contiene: 240 mgs de calcio.
- 6 oz de collard greens a vapor contienen: 255 mgs de calcio.
- 6 oz de turnips (hojas y raíz) contienen: 220 mgs de calcio.
- 3 oz de almendras contienen: 210 mgs de calcio.
- 3 oz de tofu contiene: 110 mgs de calcio.
- 1 ½ oz de perejil contiene: 80 mgs de calcio.

- ¼ de oz de kelp contiene: 80 mgs de calcio.
- 2 oz de semillas de girasol contienen: 80 mgs de calcio.
- 2 oz de semillas de sésamo contienen: 75 mgs de calcio.

NUTRICIÓN Y CALCIO

Reemplaza la leche de vaca (ésta irritara más las membranas de las coyunturas) por leche de soya yogurt natural y aumenta el uso de vegetales crudos y frutas maduras, especialmente el melón chino.

Evita el trigo, leche de vaca, jitomates, papas, "eggplant" (berenjena) y chile campana, estos alimentos irritan más las membranas de las coyunturas.

El ácido en la sangre también provoca retención de líquidos porque el cuerpo necesita agua extra para diluir el exceso de ácidos de la sangre y así es como impide que estos ácidos destruyan todos los órganos internos.

La respiración profunda equilibra la química del cuerpo, le da más oxígeno a las células rojas y elimina el dióxido de carbono (ácido) a través de la exhalación. También el descanso, el pensamiento positivo y optimista, el aire fresco y el ejercicio ayudan a mantener la homeostasis del cuerpo, o sea el balance químico y de ácidos en la sangre.

Algunos de los alimentos alcalinos necesarios para neutralizar una sangre ácida son: verduras crudas, frutas frescas maduras... Las frutas ácidas como la piña y los jitomates si se comen crudos, tienen efectos alcalinos después de la digestión, el jugo de zanahoria, sandía o apio, también son alcalinos, al igual que la miel sin pasteurizar, las almendras crudas, la mantequilla de almendra y las algas.

Remoja por 30 minutos las frutas secas y las semillas antes de comerlas. La avena, remójala por 30 minutos en agua y luego tira el agua y ponla a hervir con agua nueva. Las legumbres remójalas una noche antes de cocinarlas, o usa el método rápido: hiérvelas por un minuto, tápalas y déjalas que reposen por una hora, luego tira el agua y ponlas a cocinar en agua nueva.

NOTA: los alimentos enlatados y con aditivos acidifican la circulación sanguínea y la mayoría de los cereales son ácidos, excepto los de grano germinado. Comer frutas y vegetales ayuda a la absorción de calcio gracias al potasio y bicarbonato que ahí encontramos. El potasio y bicarbonato pueden disminuir los efectos hipercalciúricos (calcificación rápida de la sangre) de las dietas altas en sodio y clorídeo.

Personas que han hecho ejercicio desde pequeños sufren menos de problemas del sistema óseo y retención de calcio. Es mejor correr y brincar desde jóvenes que nadar. Nadar es excelente pero para que los huesos de los jóvenes crezcan fuertes es necesario usarlos.

Personas que han sufrido obesidad desde niños corren más riesgos de sufrir fracturas o enfermedades óseas en su vida adulta. Por eso, ayuda y motiva a tu hijo a que haga ejercicio aunque no sufra de obesidad, y si tiene libras de más, con mayor razón. Pónle el ejemplo haciendo ejercicio y pídele que te acompañe, hagan ejercicio juntos.

LICUADO ALTO EN CALCIO Y MINERALES ESENCIALES

- ½ taza de leche de almendras sin azúcar (unsweetened almond milk).

- ¼ de taza de suero.
- ¼ de taza de yogurt natural.
- 6 fresas congeladas o frescas ó ½ plátano congelado o fresco.
- 1 sobrecito de endulzante 'stevia' ó 2 dátiles y 1 cucharada de pistacho ó 6 almendras.
- 2 cucharadas de semillas mixtas molidas.
- 2 oz de Avena Natural Cruda.

Se pone todo junto en la licuadora, se mezcla y listo.

NOTA: El suero se obtiene exprimiendo el jugo de 2 limones grandes en un litro de leche de vaca. Se deja por día y medio y cuando la leche se cura (corta) el líquido transparente es el suero y la masa es el requesón.

Las semillas mixtas se obtienen moliendo en seco en la licuadora semillas de girasol, sésamo, pepita de calabaza y semilla de linaza. Una vez molidas por separado y en cantidades iguales, se mezclan y se guardan en un contenedor de cristal o plástico con tapadera.

ADVERTENCIA: El chocolate con leche (para los amantes de los licuados de chocolate), no permite que el calcio de la leche sea absorbido por el cuerpo. Así que, no olvides comer alimentos altos en calcio y/o tomar tu calcio en forma de suplemento.

CARBOHIDRATOS

Los carbohidratos son la parte más importante para nutrir nuestro cuerpo, porque son la fuente de energía principal que necesitamos para vivir. En una dieta saludable, el 60 % de calorías deben proceder de los carbohidratos. La mayoría de las personas se enfocan más en la proteína que en los carbohidratos. Casi todo mundo cree que "los carbohidratos engordan", pues no. Por el contrario, sin la ayuda de los carbohidratos, la proteína no puede formar masa muscular.

Primeramente debes saber lo que son los carbohidratos. La forma más sencilla de verlo es básicamente describir varias cadenas de moléculas de azúcar y estas cadenas son de varios tamaños, unas largas y otras cortas. Las cadenas de moléculas de azúcar cortas son básicamente carbohidratos simples y las cadenas largas son las complejas. Los carbohidratos son azúcares y almidones que el cuerpo convierte en azúcar simple como la glucosa o fructosa. Pero, no importa que tipo de carbohidratos consumas, todos terminan convirtiéndose en glucosa para que el cuerpo pueda utilizarla como energía.

Una porción pequeña de glucosa se convierte en glicógeno para ser almacenada en el hígado y en los músculos. El resto de glucosa se convierte en grasa y se almacena en el cuerpo en los almacenes de células grasas.

CUATRO TIPOS DE CARBOHIDRATOS

Existen cuatro categorías de carbohidratos digeribles que son sumamente importantes para tu cuerpo.

- CARBOHIDRATOS COMPLEJOS **NO** REFINADOS: Estos son por lo general carbohidratos altos en vitaminas, minerales y fibra. Son bajos en índice glicérico (bajos en azúcar simple) y los encontramos en arroz integral, panes y cereales de grano entero, camote (papa dulce) papas rojas, frijoles, avena y vegetales.

- CARBOHIDRATOS COMPLEJOS REFINADOS: Estos son carbohidratos procesados que por lo general son altos en índice glicérico (altos en azúcar simple) casi no tienen fibra, vitaminas ni minerales y son digeridos rápidamente (por eso te vuelve a dar hambre en poco tiempo) y estos carbohidratos los encontramos en arroz blanco, pan blanco, tortillas de harina refinadas, bagels, papas 'russet' y cereales refinados.

- CARBOHIDRATOS SIMPLES NATURALES: Estos son carbohidratos altos en índice glicérico (demasiada azúcar simple) y los encontramos en fruta fresca y jugos de fruta. El azúcar de este tipo de carbohidratos se absorbe fácilmente. Por eso se recomienda consumir porciones pequeñas de fruta fresca y tomar el jugos de fruta inmediatamente después de haberse preparado y solo 4 onzas de jugo a la vez.

- CARBOHIDRATOS SIMPLES PROCESADOS: Estos son carbohidratos altos en índice glicérico (demasiada azúcar simple) y los encontramos en bebidas endulzadas, jugos de fruta comerciales, sodas, pastelitos, donas, bombones, paletas, helado y demás golosinas. Este tipo de carbohidratos también son absorbidos inmediatamente por el cuerpo y su efecto negativo se puede sentir en cuestión de minutos (hiperactividad, choque de glucosa, ansiedad, hambre y antojos por azúcares, irritabilidad, fatiga y nerviosismo).

OJO: Cuando comes carbohidratos buenos o malos, esos te dan energía inmediata... Pero los carbohidratos malos te roban el doble, esa energía solo dura 30 minutos aproximadamente. Si comes carbohidratos buenos, también estos te dan energía inmediata, pero esta energía te dura por horas y lo mejor de todo, es que no sufres de choques de glucosa, responsables de la fatiga, ansiedad, antojos por azúcares e irritabilidad.

Ahora que ya sabes sobre los diferentes tipos de carbohidratos veamos la relación que tiene la diabetes con los carbohidratos, tanto positiva como negativamente. Los carbohidratos buenos y malos se convierten en glucosa, la glucosa es la azúcar en la sangre, sin azúcar en la sangre el cerebro no funciona, así que es necesario tener glucosa en el torrente sanguíneo.

Cada gramo de carbohidratos contiene 4 calorías, y si no las usamos durante el día, "**porque según eso no tuvimos tiempo de hacer ejercicio**", el cuerpo solo puede quemar el 60% de calorías consumidas al día procedentes de carbohidratos (utilizadas para que estemos con vida). Este porcentaje esta basado en 1800 calorías que se supone deberíamos estar consumiendo. Pero si consumes 3000 calorías de carbohidratos, 1000 calorías de proteína y 1000 calorías de grasa, suena incoherente; para el hígado y para el páncreas es un pecado, pero ¿Sábes cuantas calorías estás consumiendo al día?

Un chocolate mediano contiene entre 200 a 300 calorías, pero la tabla de contenido nutricional dice que el chocolate alcanza para 3 personas o sea tiene 3 porciones y ¿Cuánto chocolate nos comemos de ésta barra?... Todo, ¿Verdad? Entonces terminamos consumiendo casi 1000 calorías. Y si a esto le agregamos un pan dulce por la mañana con café, más o menos otras 120 calorías, luego una fruta, otras 50 calorías, mas tarde una hamburguesa 700 calorías y las papas fritas otras 200 calorías, bueno “menos mal” que la soda es de “dieta”(muchos ignoran que aunque la soda de dieta no tenga calorías, tiene químicos que causan cáncer). Pero, todavía no hemos llegado a la cena y ya llevamos alrededor de 2000 calorías.

En la cena si decides comer carne con chile, arroz, frijoles fritos y tortillas, mínimo otras de 900 a 1200 calorías (depende el tamaño de las porciones) y si alguien lleva helado…

¡Oh no! Sumemos entonces, 2,070 calorías durante el día y 1,500 calorías en la cena con postre y todo nos suma… 3,570 calorías. Recuerda que solo el 60 % de 2000 calorías procedentes de carbohidratos son las que tu organismo va a procesar. El resto las tienes que quemar en el gimnasio, corriendo alrededor de tu casa o brincando la cuerda en la sala de tu casa… Todas esas calorías extras se convierten en grasa, celulitis, toxina y no solo vas a subir de peso y de talla, sino los niveles de las grasas que corren por la sangre llamadas colesterol y triglicéridos, también van a subir. Este tipo de grasa causa problemas cardiovasculares, diabetes, depresión, fatiga crónica, impotencia sexual y problemas de la piel entre otros.

Ya sea que a causa de los niveles altos de glucosa o azúcar te enfermes de diabetes, o que a causa de los niveles muy bajos de glucosa o azúcar te enfermes de hipoglucemia, estos problemas si se convierten crónicos, podrían causarte la muerte. Las hormonas adrenales y del páncreas: adrenalina e insulina, son sumamente importantes para el metabolismo del azúcar. Cuando comes cantidades excesivas de carbohidratos refinados, los niveles de glucosa en la sangre y tejido pierden su balance.

Hasta el azúcar procedente de la fruta se debe moderar

para evitar las cantidades grandes de glucosa en la sangre, porque todo tipo de azúcar tanto refinada como de fruta fresca, se va directo a la sangre, aumentando el riesgo de contraer diabetes.

¿Sabías que hay personas adictas a los carbohidratos "malos"? ¡Claro! Y por lo general la gente con esta adicción sufre de sobrepeso, alta presión, alto colesterol, depresión y hasta diabetes. Por eso, mucha gente cree que los carbohidratos engordan y en realidad, los carbohidratos no engordan, la gente que abusa de ellos es la que engorda. La mayoría de mujeres piensan que el pan y las tortillas engordan... y en lugar de moderar su consumo, se van al otro extremo y los dejan de comer.

Primero un extremo: la adicción a los carbohidratos refinados. Luego el otro extremo: a matarse de hambre sin carbohidratos para bajar de peso. En sí, dejar de comer carbohidratos ayuda a perder peso rápidamente, pero no hay que confundir, los carbohidratos refinados son los que hay que evitar, éstos en porciones grandes, son los que hace subir de peso. La próxima vez que digas: voy a dejar de comer carbohidratos, mejor di: voy a dejar de comer carbohidratos refinados. Los carbohidratos de panes de grano entero y germinado y los vegetales, son vitales para prevenir cáncer de colon, desnutrición y ataques de ansiedad. Entre menos ataques de ansiedad se tienen, más fácil se te hace tener disciplina para alimentarte.

Por eso estas dietas extremas no funcionan. Por ejemplo, la dieta de "Proteína" ¿Cuánto tiempo crees aguantar sin comer pan, tortilla, cereal, vegetales y frutas? Nuestro sentido común nos tiene que decir que esta dieta tampoco es saludable y que algo malo nos va a pasar si hacemos esto por mucho tiempo.

¿QUÉ TIPO DE CARBOHIDRATOS DEBEMOS COMER?

Los mejores carbohidratos son: los carbohidratos complejos como fruta, arroz integral, vegetales, avena, frijoles, pan y tortilla de grano entero y germinado, etc. El arroz integral tiene fibra, vitaminas, minerales, no tiene grasa ni demasiada azúcar. Por ende, el arroz integral es mucho mejor que el arroz blanco para tu salud en general. Pero si necesitas carbohidratos terminando de hacer ejercicio, no hay nada mejor que una fruta fresca.

DESVENTAJA DE BOCADILLOS DE CARBOHIDRATOS REFINADOS

El problema principal de los bocadillos de este tipo de carbohidratos refinados es que son demasiado altos en azúcares simples y almidones, bajos en vitaminas, minerales y fibra; y lo peor de todo es que elevan repentinamente el nivel de azúcar. Cuando el azúcar se eleva tanto, inmediatamente la insulina sale al rescate y cuando la insulina consume tanta azúcar a la vez, tu sientes el efecto: fatiga, mareos, nerviosismo, dolor de cabeza, antojos por azúcares y te roba el apetito por alimentos nutritivos.

¿QUÉ HAY CON LAS SODAS Y LOS JUGOS DE FRUTAS COMERCIALES?

Tienes que acostumbrarte a leer las etiquetas de lo que consumes. Si te fijas, una soda o un jugo de frutas comercial contiene como 50 gramos de carbohidratos. Adivina ¿Qué significan los carbohidratos refinados? Exacto, azúcar aditivos y calorías. Es decir que, estas tomando agua con 50 gramos de azúcar y un altero de químicos y sabores artificiales. ¿Sabías que las sodas de cola las utilizan los oficiales de la patrulla de caminos en California para limpiar las manchas de sangre del cemento en las autopistas después de un accidente? ¿Sabías que desde hace más de 20 años se han utilizado los ácidos cítricos y fosforitos para limpiar máquinaria pesada y baterías de automóviles? Y las sodas tanto oscuras como de sabores o transparentes tienen este tipo de ácidos. Haz la prueba, pon un clavo en algo de soda oscura por 4 días y ve lo que le sucede al clavo... ¡Se desintegra!

O muy sencillo, la próxima vez que desees lavar tu baño del sarro que se le acumula, solo pónle soda oscura y déjalo unas cuantas horas. Imagina lo que estos químicos le están haciendo a tus órganos internos, peor aún, al cuerpo de tus hijos.

¿QUÉ TAN SALUDABLE ES EL YOGURT COMERCIAL?

Vemos comerciales de televisión en los que utilizan modelos flacas comiendo yogurt, supuestamente para bajar de peso. Si lees la etiqueta del yogurt comercial de sabores, verás que contienen -por ración-, aproximadamente 40 gramos de carbohidratos y 25 gramos de azúcar. Estos carbohidratos, se convierten en azúcar. Entonces, lo que estás comiendo básicamente son 65 gramos de azúcar curada. Este tipo de azúcar (lactosa) causa fatiga, inflamación de intestinos, gas y dolor abdominal en la mayoría de personas.

CARBOHIDRATOS DE NOCHE

Cualquier tipo de carbohidratos, inclusive los saludables se convierten en azúcar que se almacena en forma de grasa. Otra razón para evitar los carbohidratos de noche es que si lo haces, irás a la cama con altos niveles de insulina, por ende y garantizado, tu cuerpo no podrá quemar grasa mientras duermes; además, cuando la insulina baja por lo general, te despierta y te causa problemas para volver a dormir.

Si estas tratando de quemar grasa y mantener tejido (músculo), entonces aprovecha la hormona del crecimiento GH (growth hormon), ésta es liberada por el cuerpo durante los primeros 90 minutos de sueño profundo y cuando los niveles de azúcar en la sangre son bajos; también **la hormona GH se encarga del cambio gradual de combustible que el cuerpo utiliza** y durante estos primeros 90 minutos de sueño profundo, el cuerpo usa más ácidos grasos (grasa) que glicógeno y proteína. Por lo que **si comes carbohidratos antes de dormir, la hormona GH no es liberada.** Precisamente esa es una de las razones por la que los físico culturistas no consumen carbohidratos de noche. La nutrición recomienda cenar tres horas antes de dormir.

IMPORTANTE: La hormana GH también se activa después de los primeros 15 ó 20 minutos de hacer ejercicio. Al activarse empieza a utilizar la grasa como fuente de energía; si quieres bajar de peso, continúa haciendo ejercicio durante otros 20 ó 25 minutos. Asegúrate de tomar agua mientras entrenas.

COMIDA FRITA

¿POR QUÉ EVITAR LA COMIDA FRITA?

¿Sabías que la grasa de la comida frita retrasa la digestión hasta por 20 horas? ¡Imagina tu estómago con comida estancada por tantas horas! Aun no digieres el pollo y las papas fritas de hace un par de horas, y vuelves a comer. ¿Qué le sucede a la comida no digerida? Muy sencillo, está en proceso de descomposición y putrefacción, acumulando gases y toxinas en el colon y en el intestino grueso.

Con los aceites y grasas naturales es todo lo contrario. Cuando ingerimos grasa en su forma natural, consumimiendo aderezos preparados con aceites de olivo, de sésamo o de semilla de uva, o comemos nueces, almendras y aguacates, este tipo de grasa tiene la misma química de nuestro organismo. Por eso el cuerpo la identifica, la procesa y la utiliza como energía cuando la necesita. La grasa ayuda al sistema digestivo a procesar todos los nutrientes de los alimentos y a la vez a darnos energía; pero la grasa natural, no la grasa saturado o hidrogenada de los alimentos fritos. Entonces, la próxima vez que veas un platillo exquisitamente grasoso, imagínalo estancado en tu estómago por 20 horas y visualiza su putrefacción. Los aceites de semilla de uva y de aguacate, son los mejores para cocinar, resistiendo hasta 490 grados de temperatura sin perder sus propiedades porque no se queman.

¿QUÉ ES LA GRASA SATURADA ESCONDIDA?

La grasa saturada escondida es conocida también como 'trans fats'. Y los 'trans fats' o en este caso la grasa saturada escondida es la hidrogenación de los aceites; que se utilizan para freír la comida o en la preparación de galletas, pasteles y todo tipo de repostería.

HIDROGENACIÓN DE ACEITES

Cuando la grasa o el aceite se hidrogenan, la estructura molecular de la grasa cambia. Este cambio hace que el aceite se haga sólido, duro y cremoso; lo cual, es más fácil para usar y conservar por más tiempo.

PROCESO DE LA HIDROGENACIÓN

El aceite se calienta y se pone bajo presión por horas junto con gas hidrógeno y con la ayuda de un metal llamado níkel. Los átomos de hidrógeno y de carbono son los que hacen que los aceites se vuelvan cremosos y sólidos. Luego, para finalizar, esta grasa sólida hidrogenada se filtra y se blanquea con químicos. El resultado es completamente diferente al aceite con el que se inicio el proceso, tan diferente que es casi como se fabrica el plástico. El resultado de esta hidrogenación destruye los aceites esenciales como Omega3 y 6 (lo saludable de los aceites).

NOTA: Desde el primero de enero del 2006, en los Estados Unidos es obligatorio que las etiquetas de ingredientes indiquen si los alimentos contienen 'trans fats'. Así que busca las palabras: "partially hydrogenated", "vegetable oil" y "shortening" y evita estos alimentos. La grasa saturada escondida de estos alimentos fritos o hidrogenados se pega en las arterias bloqueando la circulación y aumentando el riesgo de ataques al corazón y todo tipo de enfermedades cardiovasculares. Este tipo de grasa también es la causante de la obesidad infantil, fatiga crónica, disfunciones sexuales, hormonales y diabetes entre otros problemas serios de salud en este país.

DESINTOXICACIÓN

Cuestionario para medir los niveles de toxina del cuerpo:

1.- ¿Tu energía es baja por las mañanas y de nuevo alrededor de las 3 de la tarde?
2.- ¿Tienes mal aliento o sabor amargo la mayor parte del día?
3.- ¿Tienes olor fuerte en tu cuerpo y pies?
4.- ¿Necesitas dormir más de 8 horas cada noche?
5.- ¿Tienes poca tolerancia al consumir alcohol?
6.- ¿Tienes más frío que otras personas?
7.- Con frecuencia ¿te duele la parte derecha superior del abdomen alrededor de las costillas?
8.- ¿Tienes movimientos intestinales menos de una vez al día?
9.- ¿Tus heces fecales son de color amarillo y con mal olor?
10.- ¿Sufres de estreñimiento crónico?
11.- ¿Te duelen las coyunturas?
12.- ¿Tu piel es seca, grasosa o con manchas obscuras?
13.- ¿Tomas más de 2 bebidas alcohólicas al día?
14.- ¿Sufres de indigestión cuando comes alimentos chatarra (fast food)?
15.- La cebolla, los pepinos, los rábanos y el repollo ¿te causan inflamación estomacal?
16.- ¿Tienes poco apetito?
17.- ¿Sientes náuseas con frecuencia?
18.- ¿Tienes comezón en la piel?
19.¿Sufres de Asma, eczema, alergias y/o espinillas?

Si contestaste "sí" de 5 a 8 preguntas, lo mas probable es que los niveles de toxina en tu cuerpo son altos; pero, si contestaste "sí" a mas de 9 preguntas, definitivamente los niveles de toxina en tu cuerpo son muy altos. Por lo que, necesitas desintoxicar la sangre, el tejido y los órganos de tu cuerpo. Hay varias formas de deshacerse de la toxina.

Para limpiar y desintoxicar el cuerpo, primero empieza por dejar de comer alimentos sin valor nutritivo por unas cuantas semanas (y si decides volver a comer alimentos 'chatarra' por lo menos 'modera' su consumo). Una vez que tu cuerpo empiece a deshacerse del exceso de toxinas y a neutralizar el sistema digestivo, entonces puedes escoger una de las siguientes técnicas para desintoxicar.

- Una vez a la semana por todo un día desayuna, come y cena frutas, ensaladas (con aceite de olivo, sal de mar y limón) verduras, almendras semillas, jugos verdes y agua destilada con limón (sin azúcar). En otras palabras haz un día a la semana la dieta de agua. Se dice de agua porque la fruta, las verduras, las ensaladas y los jugos se consideran alimentos de agua.Ahora que, si esta técnica se te dificulta, no te preocupes aquí hay otras.

- Por 13 días consecutivos o durante dos semanas, desde que te levantes y hasta las 12 del medio día, come solo vegetales y jugo de vegetales con ½ fruta y toma agua con limón. Lo que sucede, es que desde las 4 de la madrugada hasta las 12 del medio día, el cuerpo se limpia por si solo de una manera natural y si sólo tomas líquido con nutrientes, más fácil se desintoxica el hígado y la sangre; a la vez, dejas descansar un poco tu aparato digestivo. ¡Ah! Pero si pretendes no comer o tomar nada hasta el mediodía, según tú para bajar de peso más rápido, te equivocas. En vez de quemar grasa y desintoxicarte, vas a gastar y metabolizar (destruir) músculo para proveer energía al cuerpo. Así que cuidado con el "auto sabotaje", no hagas trampa.

- También, puedes desintoxicarte con un licuado de 8 oz de perejil, apio y nopal y tómalos por 18 días en ayunas sin colar y evita la fruta cítrica (excepto el limón), chocolate, jitomate (especialmente cocido), café, bebidas alcohólicas, comida frita, especies, chile, sodas, azúcares y cigarro.

DESINTOXICACIÓN OPCIONAL

Una alimentación para desintoxicarse puede durar de 3 a 13 días. Personas con problemas alimenticios como bulimia o anorexia nerviosa, mujeres embarazadas, lactando o personas actualmente tomando medicina prescrita deben consultar primero su médico o nutricionista. Cuando empieces la desintoxicación, no vas a poder tomar café, sodas, aguas frescas azúcaradas, bebidas energéticas, jugos de fruta comerciales, nada que contenga azúcar, grasa, alcohol o nicotina, inclusive vas a dejar de tomar te refinado (excepto te verde natural, manzanilla o te rojo).

Esta dieta es alta en fibras naturales, vitaminas A y C, nutrientes y antioxidantes como el Zinc y el selenio (**los antioxidantes son los protectores número uno contra el cáncer**). Lo que vas a comer de 3 a 13 días depende del tiempo que tengas sin desintoxicarte.

Los alimentos que debes comer son: arroz integral hervido en agua. El arroz integral es muy alto en vitamina de complejo B y es uno de los mejores para remover las toxinas pegadas de los intestinos. También, deberás comer todo tipo de frutas, vegetales, ensaladas, legumbres desde chícharos, ejotes y frijol, hasta garbanzo, lentejas y habas; así como nueces y almendras crudas sin sal ni aditivos, semillas de linaza, chía y calabaza también crudas. Si está a tu alcance, compra fruta y vegetales orgánicos, sino asegúrate de lavarlos bien; remójalos por 15 minutos en agua con un chorrito de vinagre de manzana y un chorrito de limón, luego los enjuagas bien y listo. Durante los días que te desintoxiques, no debes comer carne roja, solo pescado blanco, salmón y pechuga de pollo y nada de productos lácteos, excepto yogurt natural y leche de soya o almendras.

FRUTAS PARA DESINTOXICAR

MANZANAS: Ayudan a estabilizar los niveles de azúcar en la sangre, bajan la presión, calman el apetito y bajan colesterol.

AGUACATES: Se usa 2 ó 3 veces a la semana; pero tiene una excelente combinación de ácidos grasos esenciales.

PLÁTANOS: Se usan 1 ó 2 veces a la semana; son excelente fuente de potasio y triptófano, los cuales te ayudan a dormir.
Uvas: son altas en potasio y recomendadas para personas con problemas del corazón y mala circulación sanguínea, también ayudan a detener la formación de mucosidad en la flora intestinal y ayudan a limpiar la piel, el hígado, los intestinos y los riñones.

KIWI: Es excelente fuente de antioxidantes, vitamina C y ayuda a trapear las toxinas de los radicales libres.

MANGO: Es alto en enzimas llamadas papaína, que ayudan a digerir el exceso de proteína, ayudan también a limpiar el sistema sanguíneo y a mejorar la depresión.

DURAZNOS: Son altos en 3 super antioxidantes: beta-carotene, selenium y vitamina C que ayudan a destruir las toxinas de los radicales libres.

PERAS: Son altas en carbohidratos saludables y fibra, por

lo que son una fuente de energía natural y previenen el estreñimiento, además son altas en ácido fólico y vitamina C.

FRESAS: Son muy altas en vitamina C.

VEGETALES PARA DESINTOXICAR

BETABEL: Super desintoxica, es alto en minerales, barre la basura de los riñones y del hígado y por su fuerte sabor, es recomendable tomarlo con jugo de zanahoria.

BRÓCOLI: Es un vegetal completo y muy nutritivo, alto en clorofila "chlorophyll" (color verde natural) y es de los más fuertes para proteger al cuerpo de las células cancerosas, especialmente del esófago, estómago, colon, pulmón, laringe, próstata, boca y faringe.

REPOLLO: Rojo y blanco es curativo, ayuda a prevenir cáncer del colon, ayuda a prevenir y curar úlceras, estimula el sistema inmunológico, ayuda a matar bacterias y todo tipo de virus y limpia la membrana mucosa de los intestinos.

ZANAHORIA: Son excelentes para el sistema digestivo, para limpiar las toxinas de los ojos, uno de los vegetales principales antioxidantes que bloquean las células cancerosas del pulmón y páncreas, una zanahoria al día cruda, disminuye un 50% las posibilidades de contraer cáncer del pulmón, hasta en ex-fumadores, bajan el colesterol y previene el estreñimiento.

COLIFLOR: Pariente del repollo y del brócoli, con valor nutritivo similar que ayuda a reducir el riesgo del cáncer de colon y estómago.

APIO: Especialmente la raíz: tiene propiedades alcalinas, que reducen el ácido de la sangre, desintoxica al organismo, limpia y remueve las toxinas de los tejidos, es alto en potasio, mantiene el balance de los fluidos y minerales necesarios para el sistema nervioso y circulatorio.

ENDIVE (ENDIBIE): Alto en ácido fólico y vitamina C.

BERRO (CRESS): Alto en antioxidantes, vitamina C, hierro, calcio y estimula al sistema metabólico y digestivo y ayuda a la eliminación de la mucosidad de los intestinos.

LECHUGA DE HOJA VERDE: Alta en vitamina A, C, ácido fólico, minerales, calcio, hierro y ayuda al funcionamiento del intestino y del hígado, además ayuda a dormir mejor.

CEBOLLA, AJO, LEEKS (los leeks parecen cebollas tiernitas mexicanas pero mas gruesas y las hojas verdes son mas largas): Son buenas para el sistema circulatoria, para el corazón, aumentan los niveles del colesterol bueno, mejoran la circulación de la sangre, bajan los triglicéridos (grasa en la sangre), regulan el nivel de glucosa (azúcar) en la sangre, son antibacteriales y mejoran problemas de bronquitis.

PAPAS: Altas en potasio y vitamina C, usarse esporádicamente (2 ó 3 veces a la semana) por su nivel alto de azúcar y almidón.

PIMIENTOS VERDES, AMARILLOS O ROJOS (BELL PEPPERS): Altos en fibra y vitamina C, excelentes para prevenir el estreñimiento, desintoxicar y rejuvenecer.

IDEAS PARA DESAYUNAR

- Ensalada de fruta: varía las frutas diariamente de la lista anterior para que no te aburras.
- Licuado de leche de soya o de leche de almendras con aguacate y Plátano.
- Cereal Muesli, de bran o de grano germinado con

duraznos frescos y secos.
- Yogurt natural con fruta fresca y un pan tostado (pan sin gluten).

IDEAS PARA EL ALMUERZO

- Arroz integral con una ensalada de vegetales y con 5 almendras en trozos.
- Una papa al horno con frijol rojo y una ensalada con lechuga, espinacas, pepino, jitomate, rábanos, limón, poquita sal de mar y aceite de olivo.
- Sopa de lenteja y cebolla, vegetales y ensalada.
- Ensalada de papa con apio, cebolla y jalapeños frescos, vegetales y ensalada verde.
- Ensalada de frijol, usa los diferentes tipos de frijol, escúrrelos y agrégales, apio, espinacas, o los vegetales que mas se te antojen de la lista anterior.
- Sopa de garbanzo, ensalada y vegetales.

IDEAS PARA LA CENA

- Salmón a vapor, brócoli y ensalada de lechuga, pepino, zanahoria etc.,
- Arroz integral, ensalada y vegetales de la lista de arriba.
- Pechuga a la parrilla o en caldo con vegetales, sin grasa ni piel, ensalada y vegetales.
- Papa al horno, pescado blanco asado, vegetales y ensalada.
- Pasta de arroz integral o de grano germinado sin gluten con vegetales como zanahoria, apio, ajo, hongos y ensalada.

POSTRES

Después de cenar, espera 30 minutos para comer el postre. A) Fruta fresca o una ensalada tropical preparada con mango papaya, kiwi, etc. B) Fresas con crema de soya. C) Yogurt natural con fruta. D) ¼ de taza de semillas de calabaza, té de manzanilla y 6 almendras o nueces.

NOTA: Recuerda que el cuerpo se desintoxica naturalmente entre 4 a.m. y 12 p.m.. Después de las 12 del medio día debes continuar tu alimentación sana para que la desintoxicación sea más eficaz. Las próximas 8 horas después de las 8 p.m. es el periodo de asimilación. Durante este tiempo el cuerpo esta absorbiendo nutrientes y el hígado quemando grasa y destruyendo toxina. Cualquier alimento que consumas después de las 8 de la noche, no solamente no va a ser digerido sino que, va a obstruir la absorción de vitaminas y minerales y tu hígado no podrá quemar grasa. Por eso, si duermes tarde, para prevenir que después de las 8 p.m. te de hambre, planea tus horarios de comida y que tu cena sea 3 horas antes de dormir. Si te da hambre después de las 8 de la noche, resiste y solo toma agua. En 2 días, tu aparato digestivo se acostumbrará y no te volverá a dar hambre. Si tú trabajas de noche y duermes de día. Entonces, cuando despiertes a la hora que sea, ahí, empieza tu día... por supuesto, con tu desayuno.

EJERCICIO VS. OBESIDAD

¿Quién dijo que para estar saludable y tener buena figura, hay que ser fanáticos del gimnasio? Para tener energía, quemar grasa y endurecer los músculos, se necesita aumentar el nivel de actividad para que cuando bajes de peso, la piel no quede flácida sino firme. Para lograr esto, solo se requieren de 15 a 20 minutos de ejercicio. El secreto del ejercicio está en romper en sudor 3 ó 4 veces a la semana. A la semana necesitas hacer 60 minutos de ejercicio... Mínimo.

Por ejemplo, si en una sesión de 15 minutos de ejercicio te hace romper en sudor, esos 15 minutos son suficientes y para completar tus 60 minutos a la semana, deberás hacer 15 minutos de ejercicio 4 veces a la semana. Pero si para romper en sudor necesitas hacer 20 minutos de ejercicio contínuo, entonces, deberás hacer 20 minutos de ejercicio, 3 veces a la semana. Lo ideal es que, una vez que logres hacer tu ejercicio mínimo semanal y ver sus efectos positivos físicos y mentales, aumentes la intensidad y duración hasta que logres hacer de 45 a 60 minutos de ejercicio de 4 a 6 veces a la semana.

El ejercicio más eficaz para nuestro cuerpo, es aquel que aunque no es pesado, es contínuo. Por ejemplo, puedes quemar mas grasa caminando 30 minutos sin parar, que jugando "tenis" por 45 minutos. (Al jugar tenis se corre con mucha energía pero se esta deteniendo constantemente).

Otro de los beneficios del ejercicio moderado es que disminuye el apetito y el cerebro libera más endorfinas. Las endorfinas son hormonas químicas naturales del cerebro que ayuda a mantener el sistema nervioso tranquilo y relajado. Cuando haces ejercicio demasiado agitado, el metabolismo se acelera y el apetito aumenta. Esto no quiere decir que debas mantener apagado tu metabolismo, sino que no lo debes acelerar extremadamente. El metabolismo se prende y funciona bien, si tan solo comes a tus horas, evitas químicos y haces algo de ejercicio.

Los efectos del ejercicio consistente son acumulativos, o sea que aunque sea poquito el ejercicio que haces, mientras sea constante, sus beneficios se acumulan. Cuando se hace ejercicio por 20 minutos diarios, el metabolismo permanece prendido quemando grasa hasta por 15 horas después de haber terminado de hacer ejercicio aunque se esté descansando. Por eso se dice que el ejercicio consistente es acumulativo.

Cuidado en no caer en el "protocolo" del ejercicio, porque cuando esto sucede, tu cuerpo ya no quema grasa; por el contrario, la guarda por miedo a no tener energía para seguir haciendo ejercicio. Es decir, cuando te obsesionas con el ejercicio y te pasas horas en el gimnasio todos los días sin una alimentación adecuada para ese tipo de ejercicio extremo, la química del cuerpo cambia y en lugar de quemar grasa para utilizarla como energía, utiliza hueso y músculo.

Cuando empiezas a hacer ejercicio por primera vez en tu vida, también empiezas a reemplazar los tejidos adiposos (tejidos grasos) por músculo delgado; este músculo delgado crece si el ejercicio es constante y al crecer, el cuerpo empieza a quemar grasa más rápidamente, precisamente con la ayuda de este músculo delgado. Y aunque no bajes muchas libras de peso, dado a que el músculo pesa más que la grasa, de cualquier manera reducirás tallas notablemente.

Además de la caminata, ciclismo yoga, pilates y natación, estos son algunos de los ejercicios que te pueden ayudar a tonificar los músculos.

1. Acuéstate de espalda sobre una colchoneta delgada, con las manos hacia abajo y sube las piernas sin doblarlas lo mas alto que puedas, al bajarlas hazlo lentamente. Haz 3 "sets" de 15 repeticiones cada uno. Aumenta las repeticiones de cada "set" gradualmente.

2. Párate de espalda contra la pared y ve sentándote despacio como a la altura del asiento de una silla. Haz 3 "sets" de 15 repeticiones cada uno. Aumenta la duración de cada repetición en cada "set", también gradualmente.

3. Acuéstate de espaldas y pon una pelota de "tenis" o una naranja en medio de tus piernas, sube las piernas encogidas hacia arriba, manteniendo la naranja entre las piernas. Haz 3 "sets" de 15 repeticiones cada uno. Aumenta las repeticiones de cada "set" gradualmente.

Según expertos en Neurosicología, Psicofisiología y Nutrición, el ejercicio no sólo ayuda a prevenir enfermedades y bajar de peso, sino también rejuvenece el cerebro y mejora la atención, concentración y memoria. Entonces, para evitar que el cerebro envejezca prematuramente, es necesario practicar algún tipo de deporte. Con la edad o el envejecimiento prematuro del cerebro, este pierde peso y algunas de sus facultades.

Cuando nacemos, nuestro cerebro pesa aproximadamente 350 gramos y en nuestra etapa adulta, el cerebro llega a pesar hasta 1500 gramos (como kilo y medio). Sin embargo, a partir de los 30 años, empezamos a perder neuronas y entre mas mala sea la alimentación y falta de ejercicio mas rápido ocurre este proceso, al grado que a los 70 se puede llegar a tener un cerebro que pesa menos de un kilo. Las personas que hacen ejercicio moderado durante toda su vida, mantienen un cerebro mas completo y joven.

Si por alguna incapacidad o enfermedad no puedes caminar y hacer ningún tipo de ejercicio físico, se recomienda que hagas ejercicio de respiración para que ayudes a oxigenar las células del cuerpo y cerebro.

Todos los días dedica de 3 a 5 minutos 2 ó 3 veces al día para efectuar este ejercicio de respiración: Respira o inhala lentamente, contén o aguanta la respiración por 7 segundos, luego exhala lentamente contando otros 7 segundos, cuando termines repite este ejercicio hasta lograr tus 5 minutos de respiración.

Una vez que sea habito, aumenta tus sesiones de respiración gradualmente hasta que le dediques a este ejercicio 15 minutos diarios. La energía que obtendrás será inmediata y si aprendes a respirar apropiadamente (profundo) durante todo el día, el beneficio es mayor a corto y largo plazo.

IMPORTANCIA DEL CALENTAMIENTO

Para observar los verdaderos beneficios del ejercicio hay que calentar los músculos... sumamente importante. Cuando se empieza a hacer ejercicio, el tejido muscular utiliza su combustible local de glicógeno y no grasa.

Muchas personas hacen ejercicio sin calentar los músculos y solo utilizan el glicógeno del cuerpo como energía y cuando están a punto de utilizar la grasa (quemar grasa) ya terminaron su sesión de ejercicio.

Lo peor de todo que si acostumbras a tu cuerpo a utilizar solo glicógeno del tejido, más difícil va a ser quemar grasa. ¿Cuánto se tarda el cuerpo en utilizar la grasa como combustible? Dependiendo de tu metabolismo y genética. Puede tardar de 10 a 20 minutos.

Existe una hormona que libera la glándula pituitaria, la hormona del crecimiento “GH” (growth hormon), esta se encarga de autorizar el uso de grasa como fuente de energía.

Y para estimular la producción de esta hormona, se necesita primero calentar el cuerpo y terminarse el glicógeno del tejido y del hígado. Por eso, es tan importante calentar los músculos.

Entonces, puedes empezar por caminar 10 minutos y luego empezar con tu rutina de ejercicio. Gradualmente aumenta el periodo de calentamiento de 15 a 20 minutos seguidos de tu entrenamiento.

EXCLUSIVO PARA CORREDORES

Para encontrar un club de corredores en tu área visita www.rrca.org es sumamente importante la motivación de otros corredores para lograr tu meta de algún día llegar a correr un maratón. Pero ¿Por dónde empezar?

Primero, tienes que empezar caminando y gradualmente aumentar el tiempo de duración de tus caminatas. Tienes que aprender a escuchar a tu organismo, tu cuerpo te dirá cuando estés listo (a) par empezar a correr tu primera milla. Por 6 semanas, enfócate en correr esa primera milla que nunca pensaste que correrías.

Después de 6 semanas, cada semana aumenta la intensidad y duración de tu entrenamiento. Si puedes correr 2 o más millas en tus entrenamientos varias veces a la semana sin fatiga excesiva, el espíritu del momento en el maratón, te ayudará a correr tus primeras 5 millas -siempre y cuando empieces lento y te mantengas en un paso estable.

¿POR QUÉ DUELEN LOS MÚSCULOS DESPUÉS DE ENTRENAR?

El dolor muscular después de hacer ejercicio es el resultado del desgarramiento del tejido del músculo. Afortunadamente las células blancas del cuerpo y la inflamación natural a esta reacción restauran el daño causado, el cual dura aproximadamente 2 días.

Para calmar el dolor, puedes utilizar compresas de hielo, asegurarte de comer bien, tomar suficiente agua y descansar. Los masajes y líquidos preparados con menta se pueden utilizar, pero si deseas ser un corredor de maratones, tienes que aceptar este dolor como parte natural del proceso.

Después de la recuperación, los músculos se vuelven más fuertes. A los principiante se les recomienda no hacer demasiado entrenamiento muy pronto. Si te siguen doliendo los músculos, quizás sea porque: a) no estás acostumbrado a hacer ningún tipo de ejercicio; b) tus músculos no están acostumbrados a este tipo de entrenamiento, quizás cambiaste la técnica; o, c) aumentaste la intensidad o duración del entrenamiento.

¿QUIERES CORRER RÁPIDO?

Es muy sencillo, quieres correr rápido, practica y entrena rápido. Pero cuidado, el entrenar demasiado es contraproducente. Una forma de saber si estas corriendo más de lo que tu cuerpo puede, es: perdida del apetito, ansiedad por la noche mientras tratas de dormir y fatiga. Estos síntomas deben desaparecer en 2 ó 3 días sin necesidad de ir al médico o tomar alguna medicina para el dolor. Lo que debes hacer es, reducir las millas que estas corriendo o la intensidad.

Si eres principiante, gradualmente aumenta la distancia que corres hasta que logres 4 ó 6 millas a la semana. Para lograr obtener resistencia, una vez a la semana trata de correr las millas que más te sea posible. Correr 3 ó 4 millas se considera "carrera larga" para principiantes. Tienes que estresar al cuerpo pero no sobre agotarlo para lograr rapidez.

- No aumentes estrés tan continuamente, espera 3 ó 4 semanas para ajustarte al estrés.

- Es difícil para tu entrenador personal decidir cuando aumentar la intensidad en tu entrenamiento, pero para tu cuerpo no. Escucha tu cuerpo.

- Los corredores que entrenan para carreras de larga distancia, no usan todos los músculos necesarios para correr en competencias de velocidad.

- Si tu deseo es llegar a correr rápido (sprints), aún así, tienes que entrenar y correr "carreras largas" a velocidades normales sin dejar de practicar tus carreras cortas rápidas.

- Entre más oxígeno entra en los músculos, maás rápido puedes correr.

- La oxigenación se obtiene entrenando de 70% a 85% de la máxima capacidad de tu corazón (MHR = Maximum Heart Rate).

- Si entrenas más del 85% de tu capacidad máxima, el cuerpo utilizara energía de los músculos. Y si no tienes suficiente oxígeno en el organismo, tu resistencia disminuirá notablemente y con ello tu salud.

- Con entrenamiento moderado tanto en duración como intensidad, los logros y la mejoría será gradualmente notable y lo mejor de todo... sin lastimarte.

- No todos hemos nacido para ser corredores de 5, 10 ó 26 km. Por ende, disfruta tu logro personal.

- Para mejorar la resistencia, entrena de 35 a 45 minutos. Más de 45 minutos de entrenamiento, detienen el progreso porque es difícil mantener la intensidad y la velocidad por tanto tiempo.

1.- Lunes: Camina o descansa. Martes: Corre 3 millas. Miércoles: Camina o descansa. Jueves: Corre 2 millas. Viernes: Descansa. Sábado: Corre 3 millas. Domingo: Camina 60 minutos. Total= Corriste 8 millas y tus descansos fueron las caminatas (esas te dan la resistencia).

2.- Próxima Semana: Aumentas 0.5 millas el sábado. El resto de la semana sigue igual. Total= Corriste 8.5

millas.

3.- Tercer Semana: Aumentas 0.5 millas el sábado. Total= Corriste 9 millas.

Estos cambios mínimos pero graduales y constantes, te ayudarán a ganar resistencia. Y la resistencia te va a preparar para correr rápido. Mantente aumentando cada semana 0.5 millas los sábados, hasta que logres correr 6 millas cada sábados y un total de 11 millas a la semana (sin contar el tiempo que caminas).

En un plazo de 7 semanas lograrás correr 11 millas a la semana, pero lo más importante... ganarás resistencia; los sábados conseguirás correr 6 millas contínuas, el logro es porque estas dejando otros días de la semana sin estrésar tanto el cuerpo pero a la vez ejercitándolo.

CARRERAS CORTAS O SPRINTS

Una vez que tienes la resistencia necesaria, es tiempo de practicar velocidad. Cada vez que corras en tus entrenamientos, la última milla, utilízala para ganar velocidad. Los primero 20 segundos de cada minuto corre lo más rápido posible; los otros 40 segundos del minuto córrelos a una velocidad normal. Repite esto cada minuto de toda esta milla. Una vez que lo logres sin agitarte excesivamente, aumenta los segundos de los 'sprints' (carrera rápida corta).

La meta es lograr correr a un 85% de tu máxima capacidad por 1 minuto, pero si en el siguiente minuto no logras que baje tu ritmo cardíaco a 100 o menos, quiere decir que aun no estas en forma para este tipo de carreras, así que sigue practicando sin agitarte demasiado por varios meses antes de intentarlo de nuevo.

GANA VELOCIDAD CON FLEXIBILIDAD

- Practica durante el entrenamiento el correr levantando las rodillas lo mas alto posible.

- Durante la práctica: evita correr utilizando toda la planta del pie. Corre con la punta del pie. El peso debe caer sobre la mitad del pie, abajo del hueso que soporta los dedos.

- Los dedos de los pies deben apuntar siempre hacia enfrente.

- Entrena y corre cuesta arriba y cuesta abajo para ganar fortaleza, resistencia y velocidad.

- Come sanamente para que tus músculos crezcan. Más músculo significa más velocidad aunque muchos no lo crean. Claro, no músculos sintéticos sino músculo verdadero (lee la sección de Músculos, pag. 119).

- Levanta pesas 2 veces a la semana después de correr, especialmente los días que corres moderadamente. Es cierto que para quemar grasa se recomienda correr después de levantar pesas. Sin embargo, para ganar músculo y velocidad en corredores, es más efectivo levantar pesas después de correr. Correr es tu prioridad.

- Importantísimo DESCANSAR: No es recomendable correr todos los días con la misma intensidad. La fortaleza de los músculos se obtiene cuando descansan. La recuperación es vital. Los días que descanses de correr, puedes caminar o hacer ejercicio moderado de resistencia.

NOTA: Toma aceites esenciales como Omega3, Vitamina C, Calcio con Magnesio, Glucosamina con Chondroitin, MSM con Vitamina C y Vitaminas con Minerales (sigue las instrucciones de la etiqueta de cada embase).

NUTRICIÓN DEPORTIVA

La alimentación del deportista no varía demasiado de una alimentación balanceada sana; aunque sus necesidades lógicamente son mayores. Se considera deportista profesional, a una persona que hace ejercicio diario mínimo una hora o que entrena 2 horas 3 veces a la semana. El entrenar es importante, pero sin una buena alimentación no es efectivo. Por cada hora de ejercicio hay que aumentar de 500 a 1000 calorías al día, dependiendo del tipo de ejercicio, del entrenamiento previo y de la intensidad.

Un deportista debe consumir de 80 a 120 gramos de proteína dependiendo el tipo de deporte que practica y enfocarse mas en consumir carbohidratos complejos como pan, tortillas, cereales y pastas de grano entero o germinado, frutas, verduras y leguminosa. No se debe abusar de la proteína animal o alimentos fritos para evitar acidificar el tejido.

ERROR DE LA MAYORÍA DE LOS DEPORTISTAS

Es un error creer que la base de la alimentación del deportista es la proteína; los excesos siempre son contraproducentes, por ejemplo: el exceso de proteína animal aumenta los almacenes de grasa del cuerpo, causan deshidratación, problemas renales y hepáticos y elevan el colesterol, el ácido úrico y el amonio.

CARBOHIDRATOS REFINADOS

La cantidad de glucosa que circula por la sangre es

limitada, por eso cuando se comen demasiados carbohidratos refinados (si ya no hay donde almacenarlos en forma de glicógeno), el exceso de glucosa (azúcar) se convierte en grasa. Esta es la razón por la que muchos deportistas creen que no deben consumir carbohidratos; y en efecto, los carbohidratos que deben evitarse son los refinados, más no los complejos.

AGRANDANDO LOS ALMACENES DE GLICÓGENO

La grasa es importante como reserva, pero es mejor el aumentar la capacidad para almacenar glicógeno. La mejor forma de aumentar los almacenes de glicógeno es: Dejar de hacer ejercicio y seguir consumiendo la misma cantidad de carbohidratos, luego regresar a la rutina. Durante el descanso físico, los almacenes de glicógeno aumentan hasta un 70%. Esta técnica se llama "carbo-loading". Por ejemplo, si entrenas por 2 horas 3 veces a la semana, es normal que te termines las reservas de glicógeno. Para reponer estas reservas, debes consumir suficientes carbohidratos complejos con algo de proteína. Luego, 3 días antes del evento debes disminuir el entrenamiento y aumentar el consumo de carbohidratos complejos (pan, arroz, frijoles, lentejas, ejotes, verduras, etc.), esto hace que los depósitos de glicógeno crezcan y con ello la fatiga tarda más en aparecer. Pero hay que tener cuidado con la deshidratación. Si tu dieta es baja en carbohidratos, vas a sufrir de pre-agotamiento.

COMO PREVENIR LA DESHIDRATACIÓN

Cuando haces ejercicio y empiezas a tener sed durante el entrenamiento, es señal de que ya perdiste el 1% de sudor del cuerpo. Y si no te hidratas pronto, vas a perder el 2% de agua... Y con ello tu rendimiento va a disminuir un 20%.

El deshidratarse en un 8% puede causar "heat stroke" o golpe de calor, este es mortal. Para evitar la deshidratación hay que tomar de 4 a 6 onzas de agua cada 15 ó 20 minutos. El agua debe estar a temperatura mas baja que la ambiental para que la hidratación sea rápida. A través del sudor se pierden electrolitos (minerales como el calcio, magnesio, potasio, sodio etc.)

Por eso es importante reponerlos tomando agua con electrolitos. Para deportistas aficionados (quienes hacen menos de una hora de ejercicio al día) basta con tomar 4 onzas de jugo de fruta natural (no comercial) o comer una fruta fresca después del entrenamiento para reponer los minerales perdidos. Un deportista que entrena 2 horas 3 veces a la semana o que corre mas de 10 millas a la semana, puede reponer el potasio perdido en el sudor de 2 ó 3 litros con tan solo un vaso de 6 onzas de jugo de naranja fresco natural.

LAS BEBIDAS DEPORTIVAS ¿DE VERDAD SON SANAS?

Las bebidas deportivas o isotónicas contienen azúcar para ayudar a reponer el glicógeno perdido; desafortunadamente, esta energía es falsa, temporal y hace más daño que bien porque eventualmente causa fatiga y choques de glucosa. Es mejor tomar jugo de frutas naturales, agua con electrolitos y fruta fresca.

ANTIOXIDANTES

Un deportista expone su cuerpo a mas radicales libres que una persona regular. Estos radicales libres encogen, envejecen las células del cuerpo causando enfermedades degenerativas. Hay que neutralizar estos radicales libres con la ayuda de la vitamina C, vitamina E, agua con limón, frutas, vegetales, jitomate y verduras verdes, moradas y amarillas. La vitamina A también es antioxidante y la encontramos en las zanahorias, frutas, verduras de color rojo y anaranjado. El Zinc y el Selenio son dos minerales que ayudan al cuerpo durante el entrenamiento a prevenir la oxidación de las células: el Zinc lo encontramos en alimentos como carne, pescado, huevos, vegetales y semillas de calabaza. El Selenio lo encontramos en cereales, cebolla, espárragos y yogurt natural.

CAFEÍNA

El uso de cafeína entre deportistas es muy común aunque es muy controversial por sus efectos. La cafeína estimula la producción de adrenalina (hormona antiestrés) y la adrenalina acelera la liberación de grasa del cuerpo al torrente sanguíneo. Esto ayuda a los deportistas a tener como fuente de energía el glicógeno muscular y la grasa. Esto les da mayor resistencia; desafortunadamente, más de 2 tazas de café, causa efectos como pérdida de resistencia, dolores de cabeza, náuseas, mareos, deshidratación, arritmia, insomnio y ansiedad.

NOTA: La cafeína en altas dosis es considerada “doping” o sea, droga.

AMINOÁCIDOS

Una alimentación balanceada orgánica y con suficientes vegetales crudos, proporciona todas las vitaminas, minerales y aminoácidos necesarios para obtener rendimiento óptimo durante el entrenamiento; por lo que, no es necesario abusar de los aminoácidos. El comer algo crudo como ½ taza de vegetales y algo de fruta con cualquier tipo de proteína, ayuda a que las enzimas de los vegetales crudos convierten eficazmente la proteína en aminoácidos. Un multiaminoácido por 6 semanas después del entrenamiento 3 ó 4 veces al año es más que suficiente para asegurar el balance de los aminoácidos. Abusarlos tiene más desventaja que beneficio. Estos hacen subir de peso y no por incrementar la masa muscular como muchos erróneamente creen, sino porque el exceso de proteína, se convierte en grasa y amonio. Y el amonio, destruye tejido hueso y acidifica el organismo.

ÁCIDO LÁCTICO

No importa que tipo de deportista seas o cual sea tu rutina de entrenamiento, cuando haces demasiado ejercicio el cuerpo forma el famoso "ácido láctico", todos los atletas por más que descansen y cuiden su alimentación forman este ácido, especialmente los corredores de sprints. Para neutralizar este ácido, es recomendable el bicarbonato sódico. Después de tu entrenamiento, disuelve ¼ de cucharada pequeña de bicarbonato de sodio en agua y tómalo inmediatamente.

NOTA: Toma aceites esenciales como Omega3, Vitamina C, Vitamina A, Vitamina E, Calcio con Magnesio, Clorofila líquida, Sílica, Glucosamina con Chondroitin, MSM con Vitamina C, Vitaminas con Minerales y Zinc (revisa el contenido de tus multivitaminas, calcio y cualquier suplemento que contenga minerales, para que no excedas el límite de tomar 100 mg de Zinc al día),

FÓRMULA PARA CONOCER TU PESO IDEAL

HOMBRES:
106 libras por los primeros 5 pies de estatura más 6 libras por cada pulgada extra. Por ejemplo, un hombre como el Dr. Eduardo López Navarro, que mide 6.4 de estatura, debería pesar de acuerdo a esta fórmula:
106 lbs + 16x6 lbs = 202 lbs
Otro ejemplo: Rodrigo Navarro, el diseñador artístico de mi página de internet, curvaspeligrosas.net, mide 5.11 de estatura. Su peso promedio sería:

106 lbs + 11x6 lbs = 172 lbs
MUJERES:
100 libras por los primeros 5 pies de estatura más 5 libras por cada pulgada extra. Por ejemplo la cantante Madonna mide 5.4 de estatura. Su peso promedio sería:

100 lbs + 4x5 lbs = 120 lbs

O en el caso de Salma Hayek, quien mide alrededor de 5.2 de estatura, su peso promedio sería:

100 lbs + 2x5lbs = 110 lbs

NOTA IMPORTANTE: Esta fórmula es solo un promedio, hay que recordar que la estructura ósea de cada persona es diferente y podría variar tu peso de entre 5 a 10 libras dependiendo tu complexión.

Para saber si tu estructura ósea es pequeña, mediana o grande, puedes averiguarlo haciendo lo siguiente:

Con tu mano derecha, abarca la muñeca de tu mano izquierda. Si puedes tocar con la yema del pulgar la uña del dedo de enmedio, tu complexión es pequeña. Si solo tocas la punta del dedo de enmedio con el dedo pulgar, tu complexión es mediana. Y si hay un espacio entre los dos dedos, es decir si te cuesta abarcar la muñeca, tu complexión es grande. Esta técnica la pueden utilizar hombres y mujeres.

Toma en cuenta que tu edad tiene que ver con la complexión de tu esqueleto; entre los 30 y 40 años de edad, empieza la degeneración natural de los huesos.

ERRORES Y AUTO SABOTAJE

ERROR NÚMERO UNO: "ENSALADAS"

Comer ensaladas para muchos es comer sano, pero ¿Qué tan cierto es eso? La respuesta es muy simple: Depende de si compras la ensalada, del lugar donde la compraste, si la preparas tú mismo y como la preparaste.

Las ensaladas y las famosas hamburguesas en un recipiente o sea "burger in a bowl" de los restaurantes de comida rápida, el 98% son bajos en fibra y altos en grasa saturada escondida "trans fats" y este tipo de grasa, es la más perjudicial para las arterias y la salud.

La "crispy chicken bacon ranch salad" de los restaurantes de comida rápida, tiene mas calorías y grasa saturada que una hamburguesa -esta ensalada tiene aproximadamente 640 calorías y 49 g de grasa y la hamburguesa tiene 600 calorías y 33 g de grasa-.

Teniendo en mente que el 10% de las calorías que se consumen deben proceder de grasa saturada (proteína animal), quiere decir que una ensalada de estos restaurantes de comida rápida, tiene el total de grasa saturada permitida al día, o que el cuerpo puede metabolizar. O sea que ya no puedes consumir el resto del día, ni leche, ni huevos ni ningún tipo de carne, solo vegetales, frutas, ensaladas sin aderezo y agua.

Este tipo de ensaladas no tienen casi nada de fibra y recuerda que la fibra es como la escoba y el trapeador de los intestinos; la cual, ayuda a prevenir cáncer de colon y problemas digestivos incluyendo inflamación, dolor abdominal, gases, estreñimiento y diarrea. Cada persona necesitamos de 25 a 35 gramos de fibra y la mayoría tanto hombre como mujeres no comen frijoles enteros, sino fritos y vegetales ni hablar, casi nadie come ni siquiera la mínima cantidad de vegetales que deberían consumir al día.

Algunos restaurantes de comida rápida sirven una ensalada en una tortilla de harina blanca frita que parece un plato hondo, esta ensalada tiene 13 gramos de fibra -lo cual es bueno-, pero tiene 42 gramos de grasa saturada y sodio a lo grande (1,670 miligramos) cuándo el total de sodio al día que nuestro cuerpo puede metabolizar son 2,400 miligramos. Es decir que, después de comer una de estas ensaladas, el resto del día tendrías que comer alimentos sin sal. Pero si pides la ensalada y no te comes la tortillota frita ni el aderezo, la grasa bajaría de 42 a 21 gramos y el sodio de 1,670 a 1,400 miligramos.

ERROR NÚMERO DOS: "LA BÁSCULA"

¿Tienes "báscula-fobia"? Le tienes miedo a la báscula pero aun así ¿Te pesas 2 veces al día? Bueno, la báscula es recomendable usarla 1 vez cada dos semanas mientras tienes sobrepeso y 1 vez a la semana cuando ya lograste tu peso ideal.

Lo que sucede es que el peso varía día con día y hasta hora con hora, depende de si te pesas con ropa o sin ropa, si te pesas por la mañana o por la noche, antes de comer o después de comer, antes de ir al baño o después, etc. Por eso se recomienda que te peses a la misma hora, sin ropa y en ayunas.

Por lo regular, una persona que come saludablemente porciones moderadas de comida a sus horas, sube y baja de peso diariamente aproximadamente 2 ó 3 libras. Mientras que una persona que no come a sus horas ni cuida su alimentación, puede subir y bajar hasta 5 de un día para otro. Esto tiene que ver con retención de líquidos o perdida de agua-no necesariamente grasa.

ERROR NÚMERO TRES: "NO LEVANTAR PESAS"

Muchas mujeres creen que levantar pesas es unicamente un ejercicio para hombres, porque no quieren verse masculinas como esas mujeres que dedican su vida al físico culturismo.

Sin embargo, levantar pesas es simplemente hacer ejercicio de resistencia para fortalecer los músculos y para estar más fuerte; una mujer que levanta pesas, no se va a mirar masculina porque el músculo de la mujer no crece tanto como el del hombre.

Las mujeres que tienen el cuerpo demasiado "musculoso", lo mas probable es que toman hormonas masculinas y se la pasan de día y de noche en el gimnasio; recordemos que todos los estimulantes, esteroides y hormonas, ponen en riesgo la vida de la persona.

Levantar pesas ayuda a las mujeres a endurecer los músculos y a deshacerse de las toxinas que contribuyen a la celulitis. Y como el músculo es más pesado que la grasa, quizá no se baje mucho de peso pero, como el músculo necesita menos espacio en el cuerpo que la grasa, en lugar de bajar notablemente de peso, se reduce notablemente de tallas. Levantar pesas con más frecuencia y regularmente, ayuda a bajar de peso más rápido.

Un estudio reciente encontró que las mujeres que hacen ejercicio de resistencia o sea "levantar pesas" por 25 semanas, perdieron cantidades grandes de grasas, especialmente del estómago, grasa que es peligrosa mantener porque aumenta el riesgo de enfermedades cardiovasculares, ataques al corazón y diabetes.

No necesitas vivir en el gimnasio o hacer ejercicio dos veces al día para ver resultados. Levantar pesas 2 ó 3 veces a la semana por 30 minutos y hacer ejercicio cardiovascular o aeróbico 3 veces a la semana de 30 a 45 minutos, no solo ayuda a bajar de peso, sino a prevenir enfermedades cardiovasculares y depresión. El Consejo Americano de Ejercicio dice que levantar pesas ligeras con múltiples repeticiones, ayudan a endurecer y tonificar los músculos, mientras que levantar pesas "muy pesadas", aumenta la fuerza de los músculos y los hace crecer.

ERROR NÚMERO CUATRO: "IGNORAR EL DOLOR"

¿Te sientes muy fuerte y tolerante al dolor? O simplemente ¿Estás demasiado ocupado (a) para escuchar a tu cuerpo porque el trabajo es lo más importante para ti? El dolor físico, es simplemente la forma en que tu cuerpo te dice que algo le pasa internamente. Y aunque es irónico, la mujer es la que más va al doctor pero es la que menos cuida su organismo.

Cuando un hombre esta enfermo es muy escandaloso y de inmediato se va a la cama a descansar y no hace nada hasta que no se cura, pero la mujer no, "la mujer tiene mucho trabajo fuera y dentro de casa y no se puede dar ese lujo".

Un estudio con 1725 mujeres con cáncer de ovario - uno de los más peligrosos porque por lo general es detectado cuando esta muy avanzado- encontró que más de la mitad de estas mujeres tardaron más de 3 meses en ser diagnosticadas con cáncer porque a pesar que tenían muchos de los síntomas de una enfermedad grave, no hicieron tiempo para ir al doctor.

Esos síntomas son: inflamación en el estómago, intestinos y ovarios, dolor abdominal y/o pélvico y sangrado.

Muchas otras mujeres que sufren de ataques al corazón tienen síntomas de fatiga inusual y problemas para respirar por más de un mes y ni aun así van al doctor.
La mayoría de estas mujeres atribuyen sus malestares a la menopausia y a la edad; otras, ni siquiera le mencionan a su médico estos síntomas.

El cáncer de seno es la causa número dos de muertes en mujeres jóvenes y más del 40% de mujeres mayores de 40 años de edad en este pías no se han hecho un mamograma en los últimos 12 meses hasta la fecha. Mujeres mayores de 40 años deben examinarse anualmente no solo de cáncer del seno sino de otros tipos de cáncer.

Entonces, cuando tu cuerpo te avise a través del dolor que necesita atención y que algo no anda bien, hazle caso, escúchalo, no lo obligues a que deje de funcionar para que lo atiendas, porque muchas veces es demasiado tarde.

Solo piensa en el día que te de un ataque al corazón, aunque tengas todas las obligaciones y todo el trabajo del mundo, no podrás hacer nada, alguien lo tendrá que hacer por ti; y si mueres, quizá la nueva pareja del esposo (a) haga tus táreas porque tu ya no podrás. Entonces, mejor falta unos días al trabajo para que te cuides y puedas regresar a tus labores por mucho tiempo mas. ¿Qué prefieres, faltar unos días al trabajo para regresar con salud, o continuar trabajando enferma hasta que ya no puedas seguir ni regresar?

Si eres ese tipo de persona que dice: “es que me da pena faltar al trabajo”, “yo nunca me tomo un día de descanso para que mis jefes estén contentos conmigo y no me despidan”, “es que no tengo tiempo”. Error, cuando tus jefes ya no te quieren, así seas la más barbero (a), trabajador (a) y puntual del mundo, sin consideración te van a despedir. Y cuando haces tu trabajo bien y te valoran, aunque te tomes tus días de descanso que mereces y pidas días extras por enfermedad, no te van a despedir.

ERROR NÚMERO CINCO: "NO DORMIR 8 HORAS"

Las personas que duermen poquito para que les alcance el día, tienen que pagar un precio por ello y eso es el precio de la salud. Pero de cualquier forma se están engañando porque si no se alimentan bien y si no duermen bien aunque estén despiertos y ocupados todo el día, no van a tener la energía que necesitan para hacer tantas cosas a la vez.

En cambio cuando duermes 8 horas, tienes energía para hacer todo incluyendo alimentarte a tus horas. Muchas mujeres dicen que el quedarse despiertas hasta tarde es la única forma que encuentran para darse tiempo a sí mismas. Pero este tiempo ni siquiera es para ellas porque no hacen ejercicio, no leen o meditan, sino lo dedican a tareas atrasadas en la casa como lavar ropa y planchar.

Nuestro cuerpo necesita 8 horas de descanso mínimo para reparar el desgaste causado por el estrés. Si durante el día estas somnoliento (a) es que no estas descansando suficiente o no estás alimentándote bien. El no dormir tus 8 horas cada noche por un periodo de 10 años, aumenta el riesgo de un ataque al corazón. Esas 8 horas de descanso también son cruciales para mantener un peso saludable. El no dormir tus 8 horas mínimo, causa desbalances hormonales, aumento de peso y disminuye el metabolismo.

Según estudios, el no dormir 8 horas genera depresión, ansiedad, altibajos de glucosa en la sangre, alta presión, problemas del corazón, alta presión y diabetes tipo 2. Eso, sin contar el riesgo de causar un accidente, los cuales causan lesiones graves a 40,000 personas inocentes al año y la muerte a otras 1,500.

Solución: no te comprometas a hacer más de lo que puedes en un día, divide tus responsabilidades con el resto de la familia o con tu pareja y si no tienes ni una ni la otra, date tiempo para resolver todas las táreas que tengas con una lista de prioridades. Pon a prueba tu disciplina y establece un horario para ir a la cama diariamente a la misma hora y despertar a la misma hora. Planea con anticipación las cosas que vas a hacer y si no alcanzas, posponlas para el día siguiente. No tomes café y asegúrate de desayunar algo nutritivo para que prenda tu metabolismo y queme la grasa acumulada. No tomes alcohol por la noche, aunque creas que te relaja, no es verdad. Mejor dicho, si te relaja pero solo por un rato, después viene el insomnio.

ERROR NÚMERO SEIS: "EXTREMOS"

Muchas personas abusan de la comida "chatarra" y cuando se encuentran en un rincón sin salida, toman medidas extremas -según ellas-, para ver resultados inmediatos y se van de un extremo al otro.

En nutrición es más inteligente reemplazar lo sintético por lo natural y lo refinado por lo entero; en lugar de dejar de comer, es mejor aprender a seleccionar lo que se lleva a la boca.

A continuación encontrarás la lista de los alimentos básicos de nutrición ("lista del mandado") que te recomiendo para que empieces a reemplazar gradualmente lo tradicional por lo más nutritivo.

LISTA DEL MANDADO

• En lugar de harinas refinadas: Pan, tortillas, cereales y pastas de grano entero (multi-grain) o de grano germinado (Sprouted/flourless).
• En lugar de aceites y grasas saturadas comerciales para cocinar: Aceite de semilla de uva (resiste 420 grados de temperatura y continua crudo) y aceite de aguacate (resiste hasta 490 grados la temperatura y también continúa crudo). El aceite de olivo como el resto de aceites, son aceites sensibles al calor que se queman en segundos. Cualquier aceite que se quema, no solo intoxica los alimentos, sino que pierde sus propiedades como Vitamina E y Omegas 3 y 6.
• En lugar de crema de cacahuate (la cual causa reacción alérgica a un gran número de personas): Crema de almendras “almond butter”.
• En lugar de Sal refinada fabricada en laboratorios químicos: Sal de mar (es más baja en sodio).
• En lugar de “potatoe chips” (altos en grasas saturadas y grasas “trans”): Almendras, semillas, nueces, etc.
• En lugar de arroz blanco (alto en almidón y bajo en fibra y nutrientes): Arroz integral, “millet”, “couscous”, “buckwheat”, “while rice”, etc.
• En lugar de leche de vaca (difícil de digerir) y yogures altos en azúcares: Leche de soya y almendras sin azúcar (“soy almond milk unsweetened”) yogurt natural, tofu, búlgaros y/o “kefir”.
• En lugar de Mayonesa (alta en grasa saturada y colesterol): “Vegenaise” de semilla de uva (“grape seed vegenaise”).
• En lugar de mermelada comercial alta en azúcares y sabores artificiales: Mermelada con menos de 10 gramos de azúcar por ración (“fruit jams”). Asegura que no tenga sabores, colores y/o azúcares artificiales añadidos o el aditivo aspartame.
• En lugar de comer los mismos vegetales de siempre rotalós y atrévete a probar uno nuevo cada semana. Prueba vegetales considerados curativos como: Kholrabi, “bitter melon”, “celery roots” y “parsey roots”, “kale”, “rutabaga”, “turnips” y “parsnips”, entre otros.
• En lugar de azúcar refinada (baja el sistema inmunológico, deshidrata y causa obesidad): Azúcar “stevia” y/o néctar de agave.

GRASA FALSA

7 PASOS PARA PERDER LA GRASA FALSA
¿QUÉ E S LA GRASA FALSA?

Según la nutrición, la grasa falsa es solo inflamación y retención de líquidos, resultado de la reacción alérgica o hipersensibilidad a muchos alimentos. Este tipo de grasa falsa es la que hace que pierdas hasta 4 libras de peso a la semana cuando empiezas a cuidar tu alimentación. Es decir, bajar 4 ó 5 libras de peso a la semana, no es sano... a menos que lo que pierdas sea "grasa falsa". Una vez que el cuerpo se deshace de la grasa falsa, si continúas nutriéndote y evitando alimentos que causan reacción alérgica, vas a perder de 2 a 3 libras de peso únicamente.

Paso Número Uno:

Evita el trigo temporalmente desde pan, cereal y tortillas por lo menos 2 semanas, pero si te sientes mejor al no consumirlo, evítalo permanentemente. Reemplaza el pan, tortillas, cereales y pastas de harina blanca o de trigo por los de grano germinado "Sprouted flourless". El trigo, a un gran porcentaje de personas le causa reacción alérgica, por la proteína conocida como 'gluten' y aunque es importante consumir fibra, esta se puede obtener de los granos germinados, vegetales, frutas y semillas.

Paso Número Dos:

Evita temporalmente los productos lácteos. Si eres alérgico (a) a la leche de vaca, reemplázala por leche de almendras, yogurt natural o "kefir". El yogurt y "kefir" es mejor tomarlos antes del desayuno con el estómago vacío. "Kefir" es pariente del yogurt ambos altos en calcio, enzimas digestivas y micro-organismos que mantienen en balance el ecosistema interno del cuerpo; el Kefir es mejor porque tiene un tipo de probiótico o microflora amigable que no se encuentra en el yogurt como "Lactobacillus Caucasus", "Leuconostoc", "Acetobacter Species" y "Streptococcus Species". Además es más nutritivo y terapéutico que el yogurt, el Kefir proporciona proteína completa, minerales esenciales y varios tipos de vitamina B. El calcio de la leche de vaca también lo encontramos en la mayoría de vegetales, yogurt, "Kefir" y requesón. La mantequilla con menos grasa saturada y menos calorías es "clarified butter" (Ghee Butter). Esta mantequilla descremada la puedes utilizar moderadamente para agregar a tus alimentos una vez cocinados. La margarina no se recomienda por su hidrogenación, lo cual, la convierte en un peligro para el corazón.

Paso Número Tres:

Elimina los Azúcares Refinados. Los azúcares refinados se deben eliminar permanentemente de la alimentación, pero si deseas usarlos, hazlo esporádicamente. Si sufres de candidiasis*, elimina por dos semanas todo tipo de azúcar, incluyendo la fruta fresca y seca, harinas, vinagre, levadura y todos los productos fermentado (excepto la tortilla de grano germinado, no tiene levadura ni gluten). Después de limpiar tu organismo, integra a tu alimentación una fruta al día por las dos semanas siguientes, al término de estas dos semanas puedes consumir 2 frutas al día durante 2 meses; terminando esta limpieza puedes comer las 3 porciones de fruta al día.

* Los síntomas de la candidiasis son: Alergias, comezón y problemas de la piel, úlceras, psoriasis, fatiga, irritabilidad, insomnio, hongos genitales, así como hongos en los pies, en las uñas de las manos y de los pies.

NOTA: El único sustituto de azúar que se puede consumir durante esta limpieza a partir de las primeras dos semanas, es el endulzante de la planta "stevia".

Paso Número Cuatro:

Prueba la dieta del agua. Los alimentos considerados de agua son: Frutas, ensaladas, jugos de raíces y vegetales, té de manzanilla, té rojo ("rooibos") y/o té verde sin endulzar. A tus ensaladas y vegetales les puedes agregar una cucharadita de aceite de oliva extra virgen "cold press", sal de mar, limón y ajo triturado. Esta dieta de agua, le dará un descanso a tu aparato digestivo y a la vez te ayudará a desintoxicar mejor. Si sufres de candidiasis, también puedes llevar a cabo la dieta de agua, pero debes evitar la fruta. Esta dieta es recomendable 1 día a la semana, o simplemente por 15 días desayuna fruta, jugos de vegetales y ensaladas verdes.

Paso Número Cinco:

No tomes ni una gota de alcohol. El alcohol es un tipo de "súper azúcar" que tiene demasiadas calorías, las cuales si no quemas, se convierten en grasa. El alcohol disminuye el funcionamiento del metabolismo, oxida las células del cuerpo, deshidrata tu organismo especialmente el colon y envejece prematuramente.

Paso Número Seis:

Bájale a las calorías, o sea haz tus porciones más pequeñas. Esto ayuda a digerir mejor y a absorber más los nutrientes de los alimentos. Así que ten cuidado en no creer que solo porque estas comiendo sanamente, puedes comer grandes cantidades de alimentos.

Paso Número Siete:

Practica la Rotación de Alimentos. El rotar los alimentos, te ayuda no solo a no aburrirte de comer lo mismo, sino a evitar las reacciones alérgicas causantes de la inflamación de órganos y tejidos y de la retención de líquidos.

GRASA SATURADA VS. ACEITES ESENCIALES

¿Por qué se dice tanto que la grasa saturada es la más perjudicial para la salud y causante de la obesidad? Por la sencilla razón de que el cuerpo no la identifica como grasa natural; por lo tanto, no la digiere. Esta grasa se pega en las paredes de las arterias y obstruye la circulación, aumentando el riesgo de un ataque o derrame. La grasa saturada es la grasa procedente de la carne roja, la comida frita y los alimentos hidrogenados como la margarina. La mayoría de alimentos que se procesan para que supuestamente sean bajos en grasa o "low fat" pasan por un proceso de hidrogenación, en el que los aceites líquidos se transforman en sólidos.

Entonces, estos alimentos "bajos en grasa", son altos en "trans fats" -grasa saturada escondida-, lo cual es peor; no solo porque esa grasa no es identificada por el cuerpo como grasa natural, sino porque los alimentos ahora tienen químicos y aditivos. Con todo esto, se convierten en alimentos artificiales sin valor nutritivo, que con su consumo contínuo podrían resultar en enfermedades del corazón, cáncer y obesidad crónica.

IMPORTANTE: Recuerda utilizar alimentos orgánicos lo más que puedas, y por supuesto, alimentos frescos y vivos. Lo enlatado se puede tener para emergencias y aun así, hay que prestarle atención a las etiquetas y evitar alimentos altos en grasa saturada, azúcar, especialmente "corn syrup" y sodio. Alimentos altos en "trans fats" y grasa saturada: flan, helado, repostería como pastelitos, donas, galletas, bagel, "croissant", también la mayoría de "potato chips", papas fritas, comida frita, carne roja y todo tipo de productos de procedencia animal, embutidos y carnes curadas con nitritos y nitratos.

TIPO DE GRASAS

Grasas saturadas, insaturadas, monoinsaturadas, poli-insaturadas y grasas "trans".

Grasas saturadas: Se consideran "grasas malas", estas elevan el colesterol y causan problemas circulatorios. Las encontramos en alimentos de origen animal (carne, leche y sus derivados). La mejor forma de identificar las grasas saturadas es ver que con el frío se vuelven sólidas, la mayoría de las plantas no tienen grasas saturadas, excepto el aceite de palma y el aceite de coco.

Grasas insaturadas: Son líquidas a temperatura ambiente. Estas se consideran grasas buenas porque pueden ayudar a mantener el colesterol en niveles naturales y previenen enfermedades del corazón.

Grasas monoinsaturadas: Son las que al enfriarse se hacen más pesadas aunque no sólidas, como el aceite de cacahuate y el aceite de olivo.

Grasas poli-insaturadas: Estas se mantienen líquidas al enfriarse y las encontramos en el aceite de pescado, el aceite de semillas de girasol y el aceite de soya.

Grasas "trans" ("trans fats"): Son aquellas grasas líquidas que a través de un proceso llamado hidrogenación, se convierten en sólidas, este tipo de grasas "trans" las encontramos en las margarinas, repostería y papas fritas. Este proceso de hidrogenación convierte a las grasas insaturadas en saturadas elevando los niveles de colesterol, causando obesidad y problemas circulatorio.

HORARIOS PARA COMER

Si trabajas de noche y duermes de día te preguntarás ¿Cómo le haré para nutrirme y bajar de peso? O quizá lo que deseas es subir de peso con nutrición; o simplemente prevenir enfermedades.

A la hora que te levantes no importa si son las 2 ó 3 de la tarde, debes empezar tu día y desayunar, luego continuar con tu bocadillo, almuerzo, bocadillo, cena, etc. Lo ideal es comer cada 3 horas cantidades pequeñas de comida de los diferentes grupos de alimentos como proteína, carbohidratos complejos y aceites esenciales.

Come porciones más pequeñas, no importa a que hora te levantes. Por ejemplo, si te levantas a las 5 de la mañana y tu trabajo empieza a las 6 a.m., cuando te levantes come la mitad de tu desayuno y luego cuando te den tu descanso, te puedes comer la otra mitad.

Si no tienes mucha hambre durante alguno de tus descansos o a la hora del almuerzo, come una fruta o una ensalada y toma jugo de vegetales -que hayas preparado en casa- y toma agua; en otras palabras, divide tu desayuno y almuerzo en 4 partes... Y agrega entre comidas tus 2 bocadillos (frutas con almendras o vegetales). Y antes de dormir, no importa a que horas sea, asegurate de que tu último bocadillo o cena sea 3 horas antes de ir a la cama.

Y si por alguna razón no puedes comer en casa o llevar tu propia comida, come algo saludable a la parrilla, asado, a vapor, etc. y evita los aderezos cremosos, las harinas blancas, lo frito y los azúcares refinados; hasta en los lugares de comida rápida –que no los recomiendo- venden sandwiches de pollo a la parrilla, ensaladas y frutas.

Y si vas a comer algo que no sea sano, hazlo sin sentirte culpable, disfrútalo, pero asegúrate que la porción sea pequeña. Sentirse culpable después de comer algo "no muy sano" acidifica más el organismo. Y el exceso de ácido no solo se acumula en el estómago en forma de grasa sino daña las arterias, coyunturas y órganos principales del cuerpo.

JUGOS

JUGOS VERDES PARA LA VISTA:

2 oz de jugo de Zanahoria
2 oz de jugo de *Kale (vegetal de hoja larga verde obscuro)
2 oz de jugo de *Mostaza verde ("mustard green")
2 oz de jugo de *Nabos ("turnips")

Este jugo es excelente para la vista y hasta para la ceguera nocturna, para reforzar el sistema inmunológico y digestivo.

*Estos vegetales los encuentras en la mayoría de supermercados que ofrecen comida orgánica.

JUGO PARA REJUVENECER:

2 oz de jugo de Zanahoria
2 oz de jugo de Espinacas
2 oz de jugo de Brócoli
2 oz de jugo de Perejil

Este jugo ayuda a reforzar el sistema inmunológico, mejora la anemia, previene la oxidación de las células del cuerpo, fortalece el cerebro y el sistema nervioso, reduce el colesterol malo, previene y mejora la diabetes y ayuda a formar nuevo colágeno (el colágeno es una proteína del tejido; sin ésta proteína, se arruga prematuramente la piel).

JUGO PARA TENER ENERGÍA:

2 oz de jugo de "Kale"
2 oz de jugo de Brócoli
2 oz de jugo de Espinacas
2 oz de jugo de Nabos ("turnips")

Este jugo ayuda a reforzar el sistema inmunológico y a reparar tejido (músculo). Los antioxidantes de estos vegetales cobaten las células cancerosas, revierten la vejez prematura, combaten el acné y los problemas de la piel, mejoran la vista – incluso la ceguera nocturna-, alivian enfermedades de las vías respiratorias, ayudan a reparar el sistema digestivo, superan problemas cardiovasculares, fortalecen el cerebro y el sistema nervioso, protegen de virus y bacterias, reducen el colesterol, previenen la diabetes, aumentan la energía y disminuyen el apetito causado por ansiedad.

1) **PRECAUCIÓN:** Personas con Hipotiroidismo deben evitar los crucíferos crudos (brócoli, coliflor, coles de brusela, repollo, “kale”, “turnips”, “collards”, “radish”, rutabaga y “mustard greens”), la química de estos vegetales cambia al cocinarlos y ayuda a la glándula tiroides a producir tiroxina -una de las hormonas del metabolismo-. Si se sufre de Hipertiroidismo, es recomendable consumir los crucíferos crudos para ayudar a disminuir la producción excesiva de tiroxina.

MALPASARSE

¿POR QUÉ NO SE DEBE COMER UNA SOLA VEZ AL DÍA?

Cuando solo comemos una vez al día, por lo general no comemos sino devoramos; y no solo eso, sino que lo hacemos rápido y sin masticar bien. Para aprender a leer, escribir, dibujar, conducir, etc., estudiamos; entonces, ¿Por qué para algo tan importante como es mantener en buena condición a nuestro cuerpo, nunca nos hemos tomado el tiempo de aprender a comer sanamente? Nunca es tarde para empezar.

El estómago solo puede digerir en cada comida alrededor de 400 calorías en las personas que no hacen ningún tipo de ejercicio, pero en las personas que efectúan algún tipo de ejercicio, su cuerpo puede digerir hasta 500 calorías; el resto de las calorías no digeridas se convierten en gordura, celulitis y bacterias.

Con lo anterior, aumentan los riesgos de contraerse enfermedades estomacales, gastritis, estreñimiento, úlceras, depresión, obesidad, diabetes y muchas más. La razón principal por lo que la gente engorda no es por comer tres veces al día, ni siquiera por ingerir bocadillos entre comidas, sino porque se malpasan y la única vez que comen, lo hacen hasta quedar extremadamente llenos y/o comen cualquier tipo de comida chatarra.

El estrés causado por malpasarce y por el estilo de vida que se lleva en este país, incluyendo el estrés emocional, nervios, tristeza, depresión, irritabilidad, miedo, resentimiento y mala alimentación, desgasta las glándulas adrenales. Estas glándulas se encargan de liberar cierto tipo de hormonas (adrenalina y glucocorticoids) para combatir el estrés. Y lógicamente, entre mas usamos estas glándulas y nunca las nutrimos, mas problemas de salud tenemos, o si ya sufrimos de alguna enfermedad, drásticamente, empeora.

Los altos niveles de adrenalina y cortisol en la sangre, destruyen tejido, músculo y acidifican la sangre. Esta acidificación destruye las células del cuerpo, deteriora el sistema de defensa y es causante de todos los problemas de salud arriba mencionados.

Este tipo de estrés nutricional también activa el mecanismo de defensa asustando al cuerpo por la falta de comida y como consecuencia retiene mas la grasa.

RECOMENDACIONES

Evita: Los alimentos fritos y las cantidades grandes de proteína animal, grasa saturada y alimentos procesados; estos tienen aditivos, químicos, colores y sabores artificiales y son muy altos en sodio y azúcar. Toma 12 vasos de agua al día. Si no tomas agua, no podrás desacidificar el cuerpo.

Alcaliniza tu organismo: Esto quiere decir que limpies tu sangre del exceso de ácido con una dieta saludable y balanceada, alta en vegetales verdes, poca fruta, algo de granos enteros, semillas, y proteína animal en cantidades moderadas.

Entre los mejores suplementos para alcalinizar la sangre son los vegetales verdes en polvo. Este suplemento te va ayudar a controlar el apetito poniendo tu cuerpo en balance.

MÁXIMA DIGESTIÓN

COMO LOGRAR UNA MÁXIMA DIGESTIÓN

Para que los alimentos sean digeridos a su máximo, las proteínas (carnes y productos lácteos) deben ser combinadas con algún tipo de vegetal crudo como lechuga, pepino, jícama, etc., con aderezo italiano o simplemente aceite de olivo y limón. Las enzimas de los vegetales crudos no solo ayudan a digerir mejor, sino ayudan a verdaderamente convertir la proteína en aminoácidos para reparar tejido y formar nuevo músculo.

Si nunca has comido vegetales crudos, evita los crucíferos crudos (éstos causan inflamación intestinal); empieza por cocinados a vapor, hasta que gradualmente los toleres crudos.

Los carbohidratos y almidones (papas, leguminosas, pan, tortilla, cereales y pastas) deben ser combinados con vegetales, aceites/grasas no saturadas como mantequilla, aceite de olivo virgen y crudo, leche de almendras, nueces y semillas.

La fruta es mucho mejor si se come sola y con el estómago vacío. Excepto si se sufre de diabetes, es mejor consumirla acabando de comer. La fruta si se come por si sola con el estómago vacío ayuda a desintoxicar el torrente sanguíneo y permite al cuerpo aprovechar los nutrientes de los alimentos a su máximo.

Aunque las semillas y nueces son proteínas, se pueden combinar con carbohidratos, por la sencilla razón de que son proteínas naturales.

Los plátanos, las frutas secas y los aguacates son las únicas frutas que se digieren tanto en el estómago como en los intestinos. Las demás frutas solo pasan por el estómago, para luego ser digeridas en los intestinos.

Tomar agua tibia con limón 15 minutos antes de cada comida, ayuda a preparar los jugos gástricos para una mejor digestión y absorción.

Comer proteína animal sin carbohidratos (vegetales) o viceversa, puede causar eventualmente choques de glucosa y conducir a la diabetes. El estómago produce el ácido clorhídrico digestivo suficientemente fuerte para descomponer o metabolizar cualquier alimento. Es un mito que no debes comer al mismo tiempo proteína con carbohidratos o almidones.

El secreto de una buena digestión esta en las porciones moderadas de cada uno de los grupos alimenticios. No puedes comer cantidades grandes de proteína o altas cantidades de carbohidratos o almidones sin pagar las consecuencias con una mala digestión.

El cuerpo necesita balance, una dieta balanceada tiene un poco de proteína, una poco de carbohidratos (vegetales) y grasa. Si decides comer arroz integral o pan de grano entero o germinado, también debe ser en porciones pequeñas; el arroz y las papas deben alternarse, nunca juntas y deben ser del tamaño de una pelota de “tennis”. En cuanto al pan o la tortilla, las porciones deben ser una pieza de pan o una tortilla pequeña o la mitad de una tortilla grande.

MOTIVACIÓN

1.- ¿Qué le hace al cuerpo de una persona incapacitada la comida basura como hot dogs, sodas, "potato chips", papas fritas, hamburguesas, galletas, pastelitos, nachos con queso, donas, "bagels", café, pan de trigo, alcohol, cigarro, helado, galletas saladas, galletas de chocolate etc.?

Este tipo de comida basura, le roba 10 años de vida al organismo, le abre la puerta fácilmente a otras enfermedades mortales... Y lo peor de todo... Escucha esto... El tiempo que vive, lo vive con dolor, mucho dolor físico, depresión, irritabilidad y hasta con odio.

ALIMENTOS MEGAHERTZ

Hay que recordar que el cuerpo es energía –electricidad- y los alimentos también se miden en forma de energía. Hay alimentos altos en 'megahertz' que te dan energía y otros negativos que te la roban. Por ejemplo, alimentos procesados, con químicos, aditivos, conservadores y con sabores y colores artificiales tienen 0 megahertz y otros tienen megahertz negativos, alimentos frescos como jitomate, cebolla, ajo, etc., tienen entre 15 y 22 MHz, el pescado, los pepinos y las almendras tienen alrededor de 320 MHz; mientras que un pedazo de pastel con nieve tiene alrededor de 400 MHz; en otras palabras, estos megahertz por ser negativos, le roban a tu cuerpo toda esa electricidad y la electricidad es la energía robada de los nutrientes del cuerpo.

2.- ¿Qué hace la comida saludable al cuerpo de una persona incapacitada?

Quizás no le va a cambiar los genes deformes con los que nació, ni le regrese la memoria o la fortaleza para volver a caminar, pero por lo menos no le va a robar años de vida, le va a prevenir nuevas enfermedades y lo más importante de todo, le va a mantener con alegría, sin sufrimiento, sin dolor físico y sin depresiones. Eso es lo que hace la nutrición al cuerpo de una persona incapacitada o enferma.

2) El pan para los "hot dogs" por ser refinado no tiene fibra ni nutrientes, el pan blanco en cuanto lo comes se convierte en azúcar, que si no quemas con ejercicio, se convierte en grasa, que se deposita en el hígado y en todos los almacenes de grasa del cuerpo y si ya no hay lugar disponible, se forman nuevas células grasas.

3) La salchicha del "hot dog", la preparan con la basura o los restos de grasa y carnes que nadie compra o que no se pueden enviar a las carnicerías o supermercados. Esos residuos, los muelen, les agregan químicos con sabores ricos (artificiales claro) y listo, las salchichas saben deliciosas. La poquita proteína que pudiera tener la salchicha, se pierde con los conservantes y sabores artificiales que le agregan. Todos esos químicos son... Sustancias tóxicas... Que alimentan las células cancerosas del cuerpo.

La "ketchup", catsup o salsa de jitomate, tiene mas azúcar artificial que otra cosa, es básicamente "químicos con azúcar". Algunos de sus ingredientes son: vinagre, azúcar, sal, especias con sabor artificial a clavo, canela, cebolla y apio.

MÚSCULOS

¿POR QUÉ TU CUERPO SE COME SU PROPIO MÚSCULO?

En una dieta balanceada comemos proteína animal, carbohidratos y grasas. Pero como existen diferentes tipos de proteína, carbohidratos y grasas, entonces, hay que especificar la diferencia de estos alimentos. La proteína animal si se consume en cantidades pequeñas, el cuerpo no tiene problema en metabolizarla y utilizarla para reparar tejido. La proteína vegetal, aunque tiene ciertos aminoácidos, es más difícil encontrar una perfecta combinación de aminoácidos esenciales para reparar tejido. Los carbohidratos refinados de la harina refinada y azúcares simples, son muy diferentes a los carbohidratos complejos procedentes de los vegetales y granos germinados.

Estos últimos son altos en fibra, vitaminas y minerales; mientras que los refinados, su nombre lo dice todo, son carbohidratos a los que se les ha removido la fibra y precisamente en la fibra es donde encontramos los nutrientes. Por último, las grasas que necesita el cuerpo son grasas en forma de aceites esenciales, que actúan como lubricantes de los órganos principales del cuerpo y de la piel. Estos los encontramos en alimentos como semillas, aceites vegetales y aguacate. Mientras que los aceites hidrogenados o que fueron convertidos en sólidos a través del proceso de la hidrogenación, el cuerpo no los reconoce, por lo que no los utiliza para nada; solo los procesa y almacena en forma de grasa saturada.

Mucha gente reconoce que abusa de los almidones. Pero como se supone que la mitad de calorías deben proceder de carbohidratos, en el mismo platillo, comen proteína y grasa, entonces creen que todo esta bien. Por ejemplo se sirven un plato con 2 cuartas partes de pasta, una cuarta parte de pollo y una cuarta parte de ensalada con aceite de olivo. Bueno, desde el instante que la pasta llega a la boca, empieza la digestión y esta se convierte en azúcar simple. El cuerpo puede almacenar una cantidad pequeña de azúcar en forma de glicógeno en los músculos y en el hígado. Lo que no se almacena en forma de glicógeno es utilizado como combustible para tener energía inmediata. Pero las células solo queman azúcar simple en cantidades pequeñas. Entonces ¿Qué le pasa al resto de azúcar simple que consumiste en ese plato de pasta?

Lo que le sucede al resto de azúcar simple que no se pudo almacenar en forma de glicógeno en el cuerpo y las células no usaron para energía, se convierte en grasa. Y ¿Qué le pasa a la proteína y a la grasa de la proteína y de los aceites que comiste? Parte de la proteína es utilizada por las células para reparar tejido y darle mantenimiento al músculo, pero las células solo utilizan cantidades pequeñas de proteína a la vez. El resto, es convertido en azúcar y almacenado en forma de grasa saturada. Y cuando el cuerpo utiliza el azúcar almacenada en forma de glicógeno como combustible, la grasa se estanca. O sea que, las células no utilizan la grasa saturada si hay azúcar o glicógeno disponible.

¿POR QUÉ LA PROTEÍNA Y LA GRASA NO SE UTILIZA COMO COMBUSTIBLE?

El cuerpo primero tiene que terminarse el glicógeno y el azúcar simple o glucosa de la sangre, antes de irse a los almacenes de grasa. Si comes azúcar y grasa al mismo tiempo, el cuerpo quema el azúcar antes que la grasa. Pero si comes poca azúcar y grasa, si el azúcar se quema y aun el cuerpo necesita energía, entonces, se va primero a los almacenes de glicógeno del cuerpo antes de quemar la grasa que acabas de consumir. Además, si acostumbras comer azúcares y almidones con frecuencia, las células del cuerpo se acostumbran a quemar azúcar de cualquier parte del cuerpo –incluyendo el azúcar o glucosa de los músculos- antes de utilizar grasa como combustible.

Cuando eres joven, el metabolismo es más flexible y puede cambiar de combustible con más fácilidad. Pero, entre más edad tienes, las células se estancan en una sola ruta y esta ruta es a la que mas se acostumbró tu cuerpo a seguir. Si de joven lo que más quemabas era azúcar, cuando envejezcas, es azúcar lo que tu metabolismo va a buscar para quemar.

Si tu cuerpo se ha convertido en una máquina para quemar azúcar, cuidado porque tus células se vuelven adictas al azúcar y empiezan a padecer de antojos o "cravings" sin importar de donde obtengan el azúcar. Si te vas a dormir y aun estas en estado de "quemar azúcar" tu cuerpo la busca para continuar quemando azúcar mientras duermes.

Cuando tus células tienen "hambre" inmediatamente van en busca de azúcar a los almacenes del glicógeno almidonado del hígado y los músculos. Aunque este tipo de azúcar o glicógeno, el cuerpo preferiría guardarlo para emergencias como "correr para escaparte del peligro".

PELIGROSO UTILIZAR MÚSCULO COMO COMBUSTIBLE

Si tus células están adictas a quemar azúcar, buscarán la forma de metabolizar la proteína de los músculos y hasta de los huesos y convertirla en azúcar. Esto es más peligroso de lo que muchos se imaginan. Esta adicción causa osteoporosis más rápido que el no tomar suplementos de calcio. Y aunque hagas ejercicio de resistencia, tus músculos no verán los resultados.

Mientras haya azúcar al alcance de las células y las hormonas del metabolismo den la orden de quemar azúcar y no grasa, aunque tengas muchas libras de extra de grasa, las células con hambre de azúcar, solo pasaran por los almacenes de grasa sin tocarlos para nada. Si sigues con una alimentación alta en carbohidratos y azúcares, o alta en proteína, tu cuerpo seguirá quemando azúcar y almacenando grasa.

Mientras seas resistente a la hormona del hambre "leptina" seguirás teniendo hambre porque tu cerebro ha perdido la habilidad de escuchar esta hormona. Se cree que cuando los almacenes de grasa (adipositos) aumentan, el cuerpo libera "leptina" al torrente sanguíneo, esto es básicamente una señal para el hipotálamo (parte del sistema nervioso) de que ya hay bastante comida en el estómago, entonces, se debe calmar el apetito.

El ser resistente a esta hormona, causa que tu cerebro ordene al cuerpo que almacene grasa y que retenga la ya existente. En consecuencia, lo único que puedes quemar y metabolizar es azúcar.

COMO ROMPER LA ADICCIÓN DE ALIMENTARTE DE LOS MÚSCULOS

Para romper el círculo vicioso y la adicción de tus células por quemar azúcar, necesitarás re-programar tu cerebro y ordenar a las células para que quemen grasa como si fuera combustible. Cuando esto sucede, tus células metabolizan la grasa aunque no estés comiendo.

Cuando tus células necesiten energía, la van a obtener de los almacenes de grasa. Estarás quemando grasa todo el tiempo, incluso hasta cuando duermas. Y lo mejor de todo, no destruirás los músculos ni los huesos en busca de azúcar. A tu cerebro no le importará si la grasa la obtiene de lo que acabas de comer o de los almacenes de grasa de la cintura o las caderas.

Las arterias del cuerpo podrán quemar su propia grasa. Te sentirás mas satisfecha y no tendrás tanta hambre ya que las células están alimentándose constantemente de grasa.

EL SECRETO PARA QUEMAR GRASA COMO COMBUSTIBLE

El secreto para dejar de quemar mas azúcar que grasa está en consumir menos granos, menos almidones y no gluten; si puedes consumir granos germinados, siempre y cuando sean cantidades pequeñas y esporádicamente.

Evita los azúcares refinados y las harinas blancas, modera el consumo de fruta y consume mas aceites esenciales. Recuerda, eso que más comes, es lo que más quemas:

Si comes más azúcares, más azúcar quemas y mas lo exige el cerebro.

Si comes demasiada proteína, el exceso se convierte en azúcar y es azúcar lo que quemas.

Si comes grasas saturadas, su exceso se almacena como grasa saturadas.

Si comes más alimentos altos en aceites esenciales en una dieta balanceada, lograrás quemar más grasa.

Alimentos que se convierten en azúcar y luego en grasa: Harina blanca e integral, granos (excepto granos germinados), Almidones incluyendo papas, plátanos y vegetales o fruta sin fibra), exceso de proteína y exceso de fruta.

Alimentos que queman grasa:
Vegetales con fibra sin almidón, pescado, pollo y carnes magras, semillas, nueces, aguacate, repollo, cítricos especialmente el limón, y aceites de olivo, linaza y de semilla de uva, entre otros.

NOTA: La fruta dulce y los cítricos excepto el limón, se deben consumir durante el día, de preferencia que no pase de las 5 ó 6 p.m. Éstos, tienden a causar una reacción alérgica.

NUTRICIÓN BÁSICA

Estos son los puntos básicos de nutrición, los cuales si de verdad llevas a cabo, te van a dar resultados inmediatos. Si tienes un problema de salud serio, consulta a tu médico y a la vez, cuida tu alimentación. Recuerda: tienes que tenerle paciencia a tu cuerpo y cuidarlo para que veas los beneficios de la nutrición. Por cada año que descuidaste tu organismo, necesitas 6 semanas de nutrición **verdadera** para reparar los daños.

EVITA: Harinas blancas y azúcares refinados como pastelitos, chips, galletas, chocolates, etc., café, soda, alcohol, cigarro, comida frita y malpasarte -come comida de calidad cada 3 horas en porciones moderadas.

La comida "moderna" procesada y refinada, es veneno para el cuerpo y mientras no dejes el veneno, no vas a mejorar ni a bajar de peso. O si lo que deseas es subir de peso, tampoco lo lograrás. Si tu metabolismo es rápido por naturaleza y se te dificulta subir de peso, con la comida refinada y moderna, solo acelerarás más el metabolismo y más difícil será subir de peso.

COME: Pan de grano entero, pero si eres alérgico (a) al gluten del trigo o si estas enfermo (a), usa el pan, cereal y tortillas de grano germinado sin harina ("flourless sprouted"). Los encuentras en los super mercados que ofrecen comida saludable y orgánica. También incluye en tu dieta arroz integral, pechuga de pollo, pescado blanco, salmón, pavo, ensaladas con lechuga y vegetales crudos, sal de mar, limón y aceite de olivo o de semilla de uva, caldo de pollo o pescado, 2 frutas al día, 3 ó 4 vegetales crudos y 2 ó 3 litros de agua. Come 5 ó 6 veces al día, o sea: desayuno, bocadillo, almuerzo, bocadillo y cena; si te acuestas muy tarde y te vuelve a dar hambre, come otro bocadillo pequeño de proteína, no carbohidratos.

NO OLVIDES TRAER BOCADILLOS: A donde vayas, lleva contigo bocadillos como almendras, fruta, queso, vegetales crudos y pan tostado. Es mejor un bocadillo que traer el estómago vacío. Si se te dificulta bajar de peso, come pan, tortilla o cereal de grano germinado solo una vez al día.

DESAYUNO: El desayuno es muy importante que sea ligero, pero nutritivo. Si desayunas, prendes el metabolismo y si tu metabolismo esta "**on**" absorbes mejor los nutrientes de las vitaminas, por lo que mejoras tu salud increíblemente y a la vez, bajas o subes más rápido de peso, según sea tu necesidad. Y si no tienes sobrepeso, mantendrás tu peso ideal y podrás prevenir enfermedades degenerativas.

ALIMENTOS QUE HACEN DAÑO A PERSONAS ENFERMAS: Cítricos (excepto limón), productos lácteos (excepto búlgaros, kefir y yogurt natural), chocolate, café, comida frita, carne roja, comida procesada, azúcar, trigo, levadura, vinagre y granos secos; hay que remojar por 14 horas cualquier grano, hay que tirarles el agua y enjuagarlos antes de cocinarlos... este proceso los desacidifica.

VEGETALES QUE SE DEBEN EVITAR SI SE SUFRE DE ARTRITIS

Los vegetales y frutas que deben evitar personas con cualquier tipo de artritis además de los alimentos ya mencionado son: cítricos (excepto el limón), papas, berenjena, jitomate, fresas y todos los vegetales y frutas conocidos como "nightshade vegetables" (éstos vegetales y frutas son los que crecen al raz de la tierra) y pimientos verdes "bell peppers" (los pimientos rojos, amarillos y anaranjados, si se pueden comer). Después de evitar estos vegetales por 6 semanas, se pueden consumir una o dos veces por semana en forma rotativa, un vegetal a la vez, asegurándose que el vegetal este maduro.

ALIMENTOS QUE DEBEN EVITAR LOS DIABÉTICOS

Además de lo mencionado, los diabéticos deben asegurarse de evitar azúcar refinada, morena y todo otro tipo de azúcar simple así como miel, melaza, al igual que zanahorias y "parsnips" cocidos (este vegetal es igual que la zahanoria pero de color blanco y se debe comer crudo -en jugo o rayado sobre la ensalada- lo que ayuda a disminuir los antojos por azúcares y por alcohol). También deben evitarse bebidas deportivas, bebidas carbonatadas, así como cereales, tortillas de maíz, "millet", trigo, harina blanca, fruta seca, jugos de fruta comerciales, arroz blanco, papas al horno y/o fritas (excepto papas cocidas sin el agua).

SALSA PARA PREVENIR LA OXIDACION DE LAS CÉLULAS

Salsa Antioxidante:
½ taza de perejil
3 ramitas de cilantro
1 ramita de orégano fresco
½ cebolla
3 ajos frescos
Sal de mar al gusto
5 cucharadas de aceite de olivo extra virgen "cold press"
El jugo de un limón mediano
1 jalapeño verde fresco (no en vinagre).
Si no sufres de artritis, agrega 1 jitomate crudo y ½ pimiento amarillo, rojo o anaranjado.

Se muele todo en el procesador de alimentos y se guarda en el refrigerador -si es que no se come el mismo día-. Esta salsa es para acompañar tu comida o para preparar guacamole, y si no tienes problemas de salud, también la puedes mezclar con el tradicional "chile de molcajete".

SMOOTHIES: prepara tus propias malteadas mezclando:
- Leche de almendra o de vaca 1% descremada o yogurt natural o kéfir
- Dos dátiles o fruta congelada o fresca (fresas, raspberries, mango, etc.)
- Agrégale un sobrecito del endulzante "stevia"
- Una o dos cucharaditas de semillas mixtas molidas (semillas de girasol, sésamo, linaza y pepita de calabaza).

IMPORTANTE: Asegúrate de sudar 3 veces a la semana haciendo algún tipo de ejercicio o actividad física. Una vez que rompes en sudor, permanece haciendo ejercicio por extra 15 ó 20 minutos más. Romper en sudor es la señal de tu cuerpo que esta cambiando de combustible y ahora esta utilizando la grasa como fuente de energía.

NUTRICIÓN PARA PRINCIPIANTES

1.-Bájale a la sal refinada y reemplázala por sal de mar y hierbas frescas. En la ventana de tu cocina puedes tener un jardín de hierbas para adherir más sabor a tus platillos y disminuir la sal de mesa refinada.

2.-No tengas tentaciones a la mano. Cada vez que tengas ataques de ansiedad y antojos de galletas, chips, dulces, o cualquier alimento basura, tomate un vaso de agua de 8 onzas con limón y espera unos 5 ó 10 minutos; si aún tienes ansiedad o hambre, comete media fruta y 6 almendras, pero no tengas comida chatarra en tu casa. Muchas veces la sed es confundida con hambre.

3.-Cocina tus sopas o caldos de res y pollo temprano para que se enfríe y así le puedas quitar el exceso de grasa que se acumula en la parte superior de la olla.

4.-En el restaurante pide un contenedor para llevar, separa la mitad de la comida antes de que empieces a comer y llévate la otra mitad a casa.

5.-Si nunca has comido vegetales o no los acostumbras con frecuencia, solo agrégalos a los alimentos que más te gustan, por ejemplo, a tu sandwich ponle más verduras, el arroz con carne sírvelo con vegetales y ensalada, los chiles rellenos sírvelos con ensalada verde y vegetales al vapor.

6.-Una forma fácil de identificar platillos con "trans fats" o sea con grasa hidrogenada (grasa saturada escondida), es poniendo atención a las palabras "gratin", "parmegiana", "tempura", "Alfredo", "creamy", "carbonada" y cómelos sólo muy de vez en cuando y en porciones pequeñas.

7.- Cada vez que vayas a comer, deja de hacer lo que estés haciendo: Evita conducir o hablar por teléfono, deja de preocuparte, de pelear, de caminar, de cocinar, de maquillarte, etc. Cuando comes y haces otra actividad al mismo tiempo, no prestas atención a lo que estás comiendo ni a la forma en que lo estás haciendo; por eso terminas comiendo muy rápido y más de lo que deberías. Comer de prisa, bajo presión y/o distraido, causa espasmos intestinales, indigestión, inflamación, gases y dolor abdominal.

8.-Deja algo en el plato cada que comas; no tienes que tirarlo -guárdalo para después cuando tengas apetito de nuevo. Prueba si te quedas satisfecho con ¾ partes de lo que acostumbras comer. Recuerda que el cerebro tarda 20 minutos en recibir la señal de la hormona de la saciedad (leptina) la que indica que el estómago esta satisfecho. Así que come una ensalada con aceite de olivo o un bocadillo con aceites esenciales, éstos activan la leptina. Come despacio y porciones más pequeñas.

9.-Cada persona tiene diferentes necesidades. Unos necesitan más alimentos que otros. Entonces, debes empezar a reconocer cúal es tu necesidad y las porciones que necesitas de cada tipo de alimento. Por ejemplo, ¿Sabías que una porción de arroz integral, debe ser del tamaño de una pelota de tenis y que una porción de carne debe ser del tamaño de la palma de tu mano y del grosor de una baraja?

10.-Prueba algo diferente a lo que acostumbras, quizá

descubras que te gusta la comida saludable más de lo que pensabas.

11.-Encuentra un sustituto que vaya con tu gusto. Por ejemplo, usa leche descremada o leche de almendras para tus licuados y cambia el pan blanco por pan de grano germinado.

12. -Lleva contigo tu almuerzo al trabajo, no solo comerás alimentos verdaderamente frescos y limpios, sino que ahorrarás una fortuna.

13.-Disfruta de un postre sin sentirte culpable. Practica las cantidades y porciones de los postres y hazlo de vez en cuando; con este cambio, estarás bien.

14.-Dile a tu suegra amablemente que no quieres que te sirva más comida de la que puedas comer.

15.-Pide a tu pareja que no te regale chocolates o bombones en fechas especiales, que mejor te compre un perfume o algo diferente como un diamante, un auto o un lingote de oro.

16.-Haz cambios graduales pero constantes y ten paciencia; recuerda, no subiste de peso ni enfermaste de la noche a la mañana. De igual forma, permite a tu cuerpo que sane gradualmente para que no te frustres ni te desanimes. Comer inteligente y saludablemente, no es un evento, es un cambio gradual en tu estilo de vida, **de por vida**; y por cada año que descuidaste tu organismo, necesitarás cuidarlo durante 6 semanas ya que, cada 6 semanas, se regeneran las células del cuerpo.

Por ejemplo, mi hijo Mateo creció alimentándose de comida chatarra porque la orejona de su mamá LMB, no sabía nada de nutrición y creía como muchos de ustedes, que en los restaurantes "¡¿Cómo podrían vender alimentos malos para la gente?!".

Entonces, saquemos la cuenta de cuantas semanas le tomará a Mateo compenzar los años de una mala alimentación.

Si por cada año de mala alimentación en el pasado, el cuerpo requiere 6 semanas de nutrición en el presente, y Mateo tiene 21 años de edad, multipliquemos 6 semanas por 21, nos da como resultado 126 semanas, lo equivalente a 2.6 años de nutrición.

QUÍMICOS

Los pesticidas, fungicidas, herbicidas y conservantes químicos que vienen en la mayoría de alimentos, no solo te enferman del hígado y te inflan como globo, sino que te producen cáncer y causan la muerte. Los químicos industriales y de la agricultura son los que contaminan la tierra, el agua y nuestra comida. ¿Sabías que Los Ángeles, California es la ciudad en que se respira el aire más contaminado de todos los Estados Unidos? Nueva Orleáns, esta en la lista del agua con más contaminación. También áreas como Los Ángeles, con tanta contaminación ambiental, tiene los casos mas graves de enfermedades como rhinitis, bronquitis, asma, migraña, alergias e irritabilidad (coraje).

Nuestro cuerpo tiene la capacidad de reparar y eliminar células anormales, pero cuando el sistema de defensa o sea, cuando el sistema inmunológico siempre esta lento o agotado, ¿Quién crees que va a encargarse de eliminar o destruir esas células anormales? Nadie, éstas células anormales se irán acumulando en el tejido de diferentes órganos.

¿Qué crees que le causan al sistema inmunológico todos esos químicos de la comida fabricada con aditivos y sabores artificiales como los "hot dogs", totopos con queso, harinas fritas, galletas de chocolate, potato chips, grasas saturadas, etc.? Además del daño que causa este tipo de comida moderna sintética y artificial, imagínate lo grave que es consumirla como lo hace la mayoría de la gente... ¡A diario y en cantidades grandes!

Este maltrato a tu cuerpo, acaba gradualmente con él y termina debilitando el sistema inmunológico y de ahí viene la inflamación crónica, las bolas de grasa, los tumores malignos y el nacimiento de nuevas células deformes que se convierten en cáncer.

¿Sabías que hay alimentos que ni siquiera tienen una partícula de sabor natural? En efecto, hay alimentos que están hechos a base de compuestos químicos como los chicles, las pastillas refrescantes de aliento, las cremas para el café, los substitutos de azúcar, las golosinas, etc. Pero ¿Sábes cuáles son las razones por las que la industria alimenticia utiliza más químicos que ingredientes naturales? Enseguida, chécate las 5 razones:

1.- La industria alimenticia utiliza más químicos que ingredientes naturales para que no se les eche a perder el producto y no perder ni un sólo centavo... Esos conservantes químicos aseguran la ganancia aun después de años, aunque la comida sea casi... ¡Puro Sintética!

2.- La industria alimenticia utiliza más químicos que ingredientes naturales porque estos químicos hacen que la comida esté disponible aunque no sea su temporada, para la gente que quiere todo listo para comer aunque sea en lata, frasco o cajas con comida lista para calentar o descongelar.

3.- La industria alimenticia utiliza más químicos que ingredientes naturales para agregar vitaminas a los alimentos que en el proceso de su preparación, pierden todos sus nutrientes. Por eso ves tanto cereal enriquecido con vitaminas y minerales o la leche enriquecida con vitamina D, etc. El problema es que estas vitaminas por ser sintéticas, el cuerpo no las identifica, al contrario, ensucian la sangre.

4.- La industria alimenticia utiliza más químicos que ingredientes naturales para que sepan bien. Si viviste en México ¿Recuerdas los anuncios de las Sabritas que decían: "A que no puedes comer sólo una"? Bueno, los químicos tienen como intención, hacerte adicto a dicho producto. Existen químicos especiales para que tu cuerpo los necesite... O sea, para que te hagas adicto a ese alimento.

5.- La última razón por la que a la industria alimenticia le conviene utilizar más químicos que ingredientes naturales, es para que el producto se vea más apetecible, se te antoje y lo compres. A la carne por ejemplo, le ponen químicos como los nitritos y nitrates para que se vea fresca y con color; aunque, estos químicos con su consumo prolongado producen cáncer. A las lechugas, vegetales y frutas les ponen otro tipo de químicos para que se vean como si aun estuvieran frescas, verdes o de su color natural.

REPARACIÓN Y LIMPIEZA INTERNA

Cuando se tiene problemas con el hígado, casi nunca duele, solo cuando hay inflamación. El hígado de una persona "moderna" está por lo general cansado y en mala condición por el exceso de productos procesados con tantos químicos, por no tomar agua y por la mala alimentación. Formar sangre, es precisamente una de las responsabilidades del hígado entre muchas otras.

El estómago, el intestino delgado, las glándulas salivales y gástricas, el páncreas y el hígado forman parte del aparato digestivo. El hígado no solo es un filtro entre los intestinos y el corazón, sino es un órgano biliar y una glándula endocrina. O sea que es uno de los órganos más importantes del cuerpo, casi tan importante como el corazón y el cerebro.

DEJA DESCANSAR A TU HÍGADO Y A TU APARATO DIGESTIVO

Por 2 ó 3 días, cada alimento que comas, lo debes moler en la licuadora. Esto permitirá descansar tu aparato digestivo y si tu aparato digestivo descansa, el hígado puede recuperase mas rápidamente. Los jugos de vegetales con un poco de fruta, ayudan increíblemente a desintoxicar el hígado, especialmente si cada lunes tomas únicamente jugos, ensaladas verdes con vegetales crudos rallados, limón, aceite de olivo, sal de mar, ajo fresco y algo de fruta fresca orgánica.

JUGOS PARA DESINTOXICAR EL HÍGADO

Haz jugos con vegetales como pepinos, calabacita verde, alfalfa germinada, todo tipo de "bean sprouts" o frijol germinado, repollo, uvas, peras, zanahoria, kale, betabel, jitomate rojo maduro (no usar si se sufre de artritis), perejil, apio y el jugo de 2 limones. Toma este jugo 2 ó 3 veces al día y solo come alimentos fáciles de digerir como ensaladas y vegetales. Varía y rota los vegetales para que aproveches los nutrientes de todos y no te canses del mismo sabor. Este tipo de limpieza la puedes hacer una vez a la semana ó 3 días contínuos cada mes. Si la limpieza la prefieres hacer por 3 días contínuos, puedes agregar caldo de pollo con pechuga solamente y vegetales, o caldo de pescado molidos en la licuadora.

En cuanto te levantes, debes tomar agua tibia con medio limón fresco; y cada que te de hambre, toma primero un vaso de agua y luego un vaso de jugo. Cuando te dé sed, toma agua natural con limón y cuando te vuelva a dar hambre, vuelve a tomar un vaso de agua y luego un vaso de jugo. Este tipo de limpieza la puedes efectuar hasta por 7 días sin ningún riesgo, excepto si estás embarazada, lactando o que tu doctor te lo prohíba.

"WHEATGRASS"

Toma 1 oz de "wheatgrass" al día por una semana, luego aumenta la dosis a 2 oz al día. Este jugo limpia el hígado y **previene la reaparición de células cancerosas**. Asegúrate de utilizar el extractor de jugo apropiado para el "wheatgrass".

ACELERANDO LA REPARACIÓN DE CADA ÓRGANO

Muele en seco en partes iguales y por separado:

- Semilla de linaza.
- Semilla de sésamo (ajonjolí)
- Semilla de girasol
- Semilla de calabaza (pepita).

Mezcla todo y guárdalo en un contenedor con tapadera. Tómate tu y toda tu familia, una cucharada sopera 2 veces al día con agua, o con jugo de vegetales o vegetales verdes en polvo, MSM en polvo o líquido, el jugo de un limón, ½ cucharadita de gérmen de trigo y una cucharadita de lecitina granulada. Esta bebida te va a ayudar a mejorar más rápido cualquier problema de salud que tengas, desde problemas digestivos, musculares, nerviosos, cardiovasculares y hasta problemas inmunológicos y óseos.

TÉ PARA FORTALECER EL SISTEMA INMUNOLÓGICO "INMUNE TÉ", PARA LA INFLUENZA O GRIPE

Tómate un "Inmune Té" para fortalecer tu sistema inmunológico a la primera señal de malestar. Cuando sientes que el estrés te está enfermando de gripe, tos o problemas de las vías respiratorias tómate el siguiente Té: básicamente es una infusión preparada con:

- 1 cebolla morada
- 5 dientes de ajo
- 1 barita de canela
- Un poco de romero fresco o seco (lo que agarres con 3 dedos).

Todo se pone a hervir en 2 tazas de agua. En cuanto hierve, se apaga el fuego y se tapa. Se deja reposar de 30 a 60 minutos y se muele en la licuadora sin la canela ni el romero. Hay que molerlo bien para no colarlo. (Si se prefiere, se puede colar). Se sirve y toma con el jugo de un limón grande fresco, en porciones de 1 taza tres veces al día o hasta que se termine.

No se guarda en el refrigerador. Lo que no se tomó se elimina; pero de preferencia hay que terminárselo en un periodo de 24 horas. Si la gripe o influenza es demasiado fuerte, hay que repetir el procedimiento por varios días.

Esta infusión la pueden tomar bebés desde los 6 meses de edad y niños de todas las edades, adultos, ancianos y hasta mujeres embarazadas o lactando. Si la gripe o "flu" **NO** esta acompañado de tos, puedes agregar al "Inmune Té", una cucharadita de miel de "manuka" La miel de manuka la encuentras en algunos supermercados de comida orgánica o centros de nutrición.

Si tu problema es la tos seca sin otros síntomas, quizás lo que padeces es reflujo gastroesofágico.

SUBE DE PESO CON NUTRICIÓN

Subir de peso con nutrición es lo opuesto a bajar de peso sin comer alimentos chatarra. Si quieres subir de peso, tienes que poner en balance tu organismo y sistema metabólico; además de aumentar el consumo de calorías, tienes que seleccionar mejor la procedencia de estas calorías.

Cuando una persona obesa o delgada come bastante y no se llena, es porques su cuerpo tiene hambre de nutrientes. Pero también, una persona que come saludablemente y sigue con hambre, lo más probable es que no este absorbiendo los nutrientes de los alimentos a causas de:

- Exceso de toxinas
- Altos niveles de ácido en el cuerpo
- Algún problema de salud físico o psicológico
- Demasiado estrés.

Al igual que la obesidad, la falta de peso o delgadez extrema, tienen que ver con:

- Mala alimentación desde la infancia,
- Mala alimentación en la adolescencia,
- Desniveles de nutrientes
- Demasiado estrés.

Otras causas por la que se pueda estar demasiado delgado (a) son cuestiones genéticas (metabolismo naturalmente rápido) o por el estilo de vida de la persona. Hay que recordar que los malos hábitos alimenticios también se heredan y se vuelven un estilo de vida.

Si por naturaleza eres delgado y no te alimentas bien, vas a adelgazar más y si por naturaleza eres llenito y no te alimentas bien, vas a subir de peso más. Muchas personas piensas que porque comen alimentos chatarra y no engordan, no les hace daño. Pues están equivocadas. Los químicos y aditivos de los alimentos fabricados hacen daño a todos. **Hay personas delgadas con más enfermedades que personas con sobrespeso.** Eso no quiere decir que este bien tener obesidad, pero la obesidad precisamente es una enfermedad que el cuerpo usa para avisarte que estas comiendo mal, pero si tu cuerpo no te muestra ningún síntoma como es el caso de muchas personas delgadas ¿Qué sucede?... Repentinamente aparece una enfermedad que se fue formando silenciosamente, muchas veces **cáncer**.

Es mas difícil que suba de peso una persona delgada que abusa de alimentos tóxicos procesados, comida chatarra, alimentos modernos fabricados con químicos y aditivos que causan adicción, y que también abusan del consumo de café, cigarro, alcohol y otros estimulantes. Por ejemplo, cuando una persona sufre de obesidad y tiene niveles altos de ácido, el cuerpo envía el ácido a lugares menos peligrosos como a las células grasas; esto sucede, para que el ácido no dañe ningún órgano vital como el hígado, los riñones o el corazón.

Entonces, si la persona no se desintoxica y regula los niveles de ácido en el cuerpo, aunque coma saludablemente, no va a bajar de peso. Ahora, imagina en una persona que no tiene grasa, una persona delgada; una persona que por genética no puede almacenar grasa. ¿A dónde crees que va a enviar el cuerpo el exceso de ácido y toxina de la comida chatarra? Si la delgadez extrema es crónica, llega el momento en que las reservas alcalinas del cuerpo también se agotan y cuando esto ocurre, el exceso de ácido del cuerpo se va a las coyunturas y áreas más deficientes del cuerpo.

Una persona puede acidificar su organismo por medio de:

- Pensamientos de coraje
- Frustración
- Resentimiento
- Estrés
- Falta de ejercicio y descanso
- Falta de agua
- Exceso de comida chatarra
- Exceso de toxina de alimentos fritos
- Exceso de proteína animal y productos lácteos
- Falta de alimentos alcalinos como vegetales verdes, ensaladas, fruta etc.
- Consumo de cigarro y alcohol
- Exceso de café, sodas, azúcares refinados, harinas blancas y falta de fibra

La combinación del cigarro y café, generan una energía nerviosa y una actividad mental frenética, que a muchas personas les gusta sentir porque les ayuda a funcionar temporalmente en su trabajo, pero no les ayuda a mejorar de salud. Personas demasiado delgadas que tienen problemas para subir de peso, necesitan la combinación de: terapia psicológica, consejería para controlar el estrés y más importante aún... **Nutrición.**

Si reduces el estrés con ejercicio físico, relajación y meditación, esto puede ayudar a tu sistema nervioso a relajarse. Aprendiendo a relajarte, mejorarás tu metabolismo. Y desintoxicándote, los niveles de ácido se regularan y con ello, tu cuerpo podrá entrar en balance. Recuerda: un cuerpo en balance, puede absorber los nutrientes de los alimentos y desacidificarse con más fácilidad. Si quieres subir de peso, considera los siguientes tips:

- Si aumentas 500 calorías de alimentos saludables a tu

alimentación al día, o tomas el liquado de proteina para subir de peso una vez al día, puedes aumentar una libra de peso a la semana.

- Come porciones más grandes de comida varias veces al día y bocadillos saludables entre comidas.

- Come yogurt natural, queso, nueces, almendras, aguacate, arroz integral, papas al horno o cocidas, pan integral o pan germinado con mantequilla, leche de soya o de almendras, licuados de fruta con yogurt y come antes de dormir (posiblemente te cause insomnio).

- Gente baja de peso sufre de frío, mala circulación, fatiga y anemia. Por eso se recomienda el consumo de pescado (de mar), aceite de olivo en las ensaladas, carne roja, aves e hígado. Este tipo de proteína, mejora desde la anemia y la fatiga hasta la circulación y el frío.

- No tomes agua antes de comer, esta quita el hambre; tómala entre comidas únicamente.

- No consumas azúcares refinados, estos son adictivos, afectan tu sistema inmunológico y metabólico.

- No hagas ejercicio aeróbico de alto impacto; es mejor caminar, levantar pesas y practicar yoga, pilates y cualquier ejercicio de resistencia.

LIQUADO DE PROTEINA PARA SUBIR DE PESO

1/2 Taza de leche de soya sin sabor
1/2 Taza de yogurt natural sin grasa
1 Cucharón de 20 gramos de proteína de clara de huevo de vainilla natural (“vanila egg white protein powder”)

1/2 Taza de "berries congeladas" (variar el tipo de fruta)
5 Almendras
2 Cucharadas de avena natural cruda

Se mezcla en la licuadora y para logar la consistencia deseada se agrega agua o más leche de soya.

SUPLEMENTOS PARA SUBIR DE PESO

Tus Multivitaminas deben contener:

- Betacaroteno 20,000
- Pantothenic Acid B 5 100 mg
- Coba lamín B 12 50 mg
- Vitamina C de 1500 mg a 3000 mg con Bioflavonoides

MINERALES
- Chromium 200 mc
- Magnesium 300-500 mg
- Manganeso 5-10 mg
- Selenio 200 mcg
- Molybdenum 200 mcg
- Silicón 50 mg

Además:

- 1 Multi Amino Ácido de preferencia líquido sublingual antes de cada comida.
- 2 cucharadas de aceite de linaza al día.
- 1 cápsula de ácido clorhídrico (HCI) después de la comida y cena.
- 1 cápsula de enzimas (bromelain) digestivas con cada alimento.
- 1 cucharada de gérmen de trigo y una de lecitina granulada después de cada comida.
- 1 ó 2 cápsulas 3 veces al día de suplemento para las

glandulas adrenales, especialmente si te estrésas fácilmente o si tomas café, soda, alcohol, azúcares o si fumas.

- 1 cápsula de calcio de coral 3 veces al día entre comidas.
- 500 mg de Aceite Primoroso después de cada comida (Solo mujeres mayores de 18 años que no sufran de cáncer de seno o riesgos de desarrollarlo).
- 2000 mg de Omega3 (aceite de pescado) después de cada comida (hombres y mujeres).

PRECAUCION: Los días que no tomes el licuado de proteína para subir de peso, puedes tomar los multiaminoácidos.

NOTA: Si sufres de anemia (únicamente si tu doctor te diagnóstico anemia moderada) toma el hierro líquido "Flora vital" por uno o dos meses y vuélvete a revisar el hierro.

SUPLEMENTOS

¿POR QUÉ ES TAN IMPORTANTE TOMAR VITAMINAS Y MINERALES EN FORMA DE SUPLEMENTOS?

Si todos los alimentos como las frutas, verduras, granos, semillas y proteína animal no tuvieran fertilizantes, químicos y hormonas, los alimentos tendrían más nutrientes.

Si las frutas, vegetales y granos fuesen cortados hasta que estuviesen maduros en lugar de cosecharlos verdes, aprovecharían más los minerales de la tierra. Estos alimentos tardan 10 días en llegar a los supermercados una vez que fueron cosechados y las carnes tardan casi 2 semanas en llegar a la carnicería después de haber sido sacrificado el animal.

Si la tierra donde se siembran nuestros alimentos la dejasen descansar, esta recuperaría todos los minerales necesarios para el crecimiento de alimentos completos en vitaminas y minerales.

Si los alimentos los cocináramos a fuego lento y las verduras las dejáramos crudas o semi-crudas, no les robaríamos parte de sus vitaminas y minerales.

Si la comida nunca la friéramos en altas temperaturas, no le agregaríamos toxinas.

Y si los alimentos no fueran procesados, no perderían cantidades descabelladas de minerales.

DOSIS DE SUPLEMENTOS PARA NIÑOS Y ADOLESCENTES

- Adolescentes de 13 a 17 años, ¾ partes de la dosis de adulto.
- Niños de 7 a 12 años de edad, ½ dosis de adulto.
- Niños menores de 6 años, ¼ parte de la dosis de adulto.

RECOMENDACIÓN: Las vitaminas y suplementos para menores de 18 años, deben ser aprobadas por un médico. Lo más importante para tus hijos es una buena alimentación, agua, ejercicio y vitaminas con minerales en dosis correspondientes a sus edades.

VITAMINAS

Una Guía de Vitaminas, Minerales, Antioxidantes y Aminoácidos.

- Vitamina A (Beta Caroteno)
- Vitamina B 1 y B 2 (Riboflavina)
- Vitamina B 6 (Pyrodoxine)
- Vitamina B 12 (Coba lamín)
- Niacinamide (Niacin, vitamina B 3)
- Pantothenic Acid, Biotin, Ácido Fólico, Inositol, Choline,
- Paba (Para Amino Benzoic Ácido)
- Vitamina C (Ácido Ascórbico)
- Vitamina D y Vitamina E.

Las Vitaminas son: substancias que encontramos únicamente en alimentos orgánicos vivos como plantas y animales. La química del organismo de los animales puede convertir algunos nutrientes incompletos ingeridos en proteína, algo que la química del ser humano aun siendo muy similar a la de los animales no puede. Por eso nosotros necesitamos suplir a nuestro cuerpo con alimentos nutritivos y vitaminas hechas de alimento entero. Los suplementos vitamínicos jamás van a reemplazar los nutrientes de los alimentos vivos como la carne magra, los vegetales, las frutas y pan de grano entero.

Tomar vitaminas sin comer apropiadamente, es como tirar el dinero a la basura. Por ejemplo, todo tipo de vitamina B, es asimilada por el cuerpo solo si la tomas acabando de comer proteína y carbohidratos especialmente por la mañana y al medio día. Esto te ayuda a mantener el nivel de glucosa (azúcar) regulada, te provee energía durante todo el día, especialmente si tu trabajo es estrésante y acostumbras tomar café y bebidas alcohólicas. También te ayuda a evitar esos ataques de ansiedad repentinos y deseos de comer harinas y azúcares refinadas que conducen a la obesidad y a la diabetes.

LAS VITAMINAS Y MINERALES: Son los micro nutrientes opuestos a las grasas, proteínas y carbohidratos que son también conocidos como macro nutrientes.

La formación de hueso y producción de células rojas no son posibles sin fósforo, el cual se encuentra en la carne, pescado y granos enteros.

EL HIERRO: Es un constituyente de hemoglobina portador de oxígeno a la corriente sanguínea.

Las vitaminas son necesarias para ayudar al cuerpo a descargar energía de los nutrientes alimenticios, para que nuestro cuerpo funcione efectivamente y así poder balancear los niveles hormonales y reforzar el sistema inmunológico; también, para fortalecer la piel, los tejidos y proteger las arterias y por supuesto para ayudar al cerebro a funcionar apropiadamente.

LAS VITAMINAS SE PUEDEN DIVIDIR EN DOS CATEGORÍAS: Las de solubles en agua que no permanecen en el cuerpo y que se deben tomar diariamente. Mientras que las vitaminas de solubles en grasa, son las que se pueden almacenar en grandes cantidades.

Vitamina A (Beta Caroteno) máxima dosis para mujeres 5,000 IU, para mombres 10,000 IU. Una sobredosis de Vitamina A, a través de suplementos, puede ocasionar una intoxicación. En cambio, cantidades muy elevadas de Vitamina A, a través de alimentos, el cuerpo absorbe la que necesita y la que no, la deshecha en la orina. Solo en condiciones especiales en las que un experto o tu médico te recomienda tomar hasta 25,000 IU de Vitamina A por 6 semanas, para cierto problema que puedas tener, debes hacerlo; de otra manera, solo toma la cantidad básica.

La Vitamina A ayuda a reparar y formar tejido, mantiene la piel saludable y joven, protege de infecciones a las membranas mucosas de la boca, nariz y pulmones, contra ataca la ceguera nocturna y mejora la vista, revierte la vejez prematura, ayuda a curar los problemas de la piel, incluyendo el acné, soriasis y demás infecciones de la piel, ayuda a la formación de hueso y dientes y mejora el sistema respiratorio, digestivo, urinario e inmunológico.

Los alimentos altos en vitamina A son: zanahoria, mango, naranja, papaya, duraznos y toda fruta de color anaranjado. Estos alimentos reducen el riesgo de contraer cáncer pulmonar y algunos cánceres orales.

Los síntomas de falta de vitamina A son: visión pobre, susceptibilidad a infecciones, piel ajada, falta de apetito, fatiga frecuente, problemas dentales y de encías y crecimiento lento en infantes y niños.

La Vitamina B1 (Tiamina)
Genera energía, digiere carbohidratos, ayuda al sistema nervioso a funcionar apropiadamente, fortalece el corazón, estabiliza el apetito y ayuda a tonificar y hace crecer los músculos del cuerpo.

Síntomas de deficiencia de Vitamina B1: Falta de apetito, cansancio, irritabilidad, insomnio, depresión, estreñimiento, problemas gastrointestinales y problemas del corazón.

Vitamina B2 (Riboflavina)
Ayuda en el metabolismo de carbohidratos, grasa y proteína, ayuda a formar anticuerpos y células rojas, provee oxígeno a las células y mantiene en buena condición la vista, la piel, las uñas y el cabello.
Síntomas de deficiencia en Vitamina B2
Comezón y ardor de ojos, dermatitis, problemas digestivos, piel grasosa y en niños crecimiento lento.

Vitamina B3 (Niacin)
Mejora la circulación de la sangre, reduce los niveles de colesterol, ayuda en el metabolismo de proteína, grasa y azúcares, baja la presión arterial, ayuda a distribuir los alimentos apropiadamente, mejora la piel y el sistema digestivo.

Síntomas de deficiencia de Vitamina B3:
Vejez prematura, problemas gastrointestinales, dolores de cabeza, depresión, irritabilidad, perdida de apetito, insomnio, mal aliento, úlceras bucales, diarrea mareos, náusea, vómito, dificultad para recordar, visión borrosa, sensibilidad a la luz y hasta esquizofrenia.

Alimentos altos en Vitamina B3, vitamina de agua soluble: hígado, aves, pescado, carne, cacahuates, granos enteros, huevos y leche; vitamina de agua-soluble.

Vitamina B5 (Pantothenic Acid)
Provee energía de los carbohidratos, grasa y proteína, ayuda en la absorción de vitaminas, ayuda al cuerpo a resistir el estrés, ayuda en la formación de nuevas células, mejora el funcionamiento del sistema nervioso central, ayuda a las glándulas adrenales y a conservar la energía en el cuerpo, ayuda a formar neurotransmisores químicos; los encargados de enviar mensajes de movimiento de un nervio a otro; ayuda en la formación de hormonas sexuales y destruye infecciones al crear anticuerpos.

Síntomas de deficiencia de Vitamina B5
Dolor y ardor en los pies, piel anormal, crecimiento retrasado, problemas digestivos, calambres musculares y dolores estomacales, estrés, alergias, fatiga mental, cansancio físicos, dificultad para concentrarse e irritabilidad.

Alimentos altos en vitamina B5, vitamina de agua-soluble: cacahuates, hígado yemas de huevo, pescado, grano entero, frijoles y nueces.

Vitamina B6 (Pyridoxine)
Ayuda a procesar los aminoácidos para formar nuevo tejido; mejora el metabolismo de grasas y carbohidratos, fortalece el sistema inmunológico, elimina el exceso de líquidos premenstruales, mejora el aspecto de la piel, reduce dolores musculares y calambres en las piernas, previene el entumecimiento en las manos, las náuseas y mantiene regulados los niveles de sodio y fósforo.

Síntomas de deficiencia en Vitamina B6
Nerviosismo, insomnio, salpullido, dermatitis, perdida de control muscular, anemia, problemas bucales, perdida de cabello, aprendizaje lento y retención de líquidos.

Alimentos altos en Vitamina B6, vitamina de agua soluble:

Pan, cereales, granos, semillas, pollo, pescado, carnes, vegetales y frutas.

Vitamina B12 (Cobalamina)
Ayuda en la formación y regeneración de células rojas que ayudan a prevenir la anemia; es necesaria para el metabolismo de grasa, carbohidratos y proteína. Mantiene saludable el sistema nervioso, ayuda al crecimiento de infantes y niños, aumenta la energía y se necesita para absorber el calcio.

Síntomas de deficiencia de Vitamina B12
Falta de apetito, alto riesgo de contraer anemia crónica, cansancio, crecimiento lento en niños, degeneración de la espina dorsal y depresión.

Alimentos altos en vitamina B12, Vitamina de agua soluble: Carne, pollo, pescado, leche y huevos.

Biotin
Ayuda a usar la proteína, el ácido fólico, la vitamina B12 y a restaurar el cabello.

Síntomas de deficiencia de Biotin
Cansancio extremo, mareos, dolores musculares, pérdida de apetito, cabello débil quebradizo y seco, caída de pelo, depresión y piel grisácea y demacrada.

Alimentos altos de Biotin, Vitamina de agua soluble: chícharos verdes, avena, frijol de soya fresco, nueces, semillas, arroz integral y búlgaros.

Ácido Fólico (folato)
es esencial para transportar las coenzimas necesarias para el metabolismo de los aminoácidos del cuerpo y necesario para el crecimiento de los niños, para el desarrollo total del feto en las mujeres embarazadas y para la reproducción de nuevas

células. El ácido Fólico se encuentra en el trigo germinado, vegetales frescos de hojas verdes, especialmente espinacas crudas, frijoles yemas de huevo, espárragos, hígado de borrego y salmón (mujeres embarazadas no deben utilizar ningún tipo de hígado por su alto contenido de vitamina A) el ácido Fólico es un nutriente de agua-soluble.

Síntomas de deficiencia de Ácido Fólico:
Problemas gastrointestinales, anemia, arteriosclerosis, osteoporosis, depresión, deficiencia de vitamina B12 y canas prematuras. La falta de Ácido Fólico durante el embarazo, puede dañar el feto y el bebé puede nacer con espina bífida, "meningocele" y anencefalia.

Alimentos ricos en Ácido Fólico, vitamina de agua soluble: lechuga, zanahorias, jitomate, perejil, espinacas, brócoli y gérmen de trigo.

Inositol se recomienda en dosis de 100 a 500 miligramos al día.

El Inositol forma parte del complejo B y de los tejidos del cuerpo.

Su principal función es ayudar a formar lecitina, la que se encarga de transportar la grasa del hígado a las células; con ello, se evita el alto colesterol. La lecitina también la produce de una forma natural nuestro cuerpo pero solo si nos alimentamos con los alimentos que contienen lecitina como cereales de "bran" y trigo, avena, huevos, fruta, hígado de res o de ternera y gérmen de trigo. La lecitina se fabrica en el hígado, pasa al intestino y es absorbida por la sangre.

Alimentos que contienen Inositol: Levadura de cerveza, frutas, frijoles, leche, pasas, vegetales y granos enteros de avena, trigo y grano germinado.

Síntomas de deficiencia de inositol: Alta presión y colesterol, estreñimiento, eczema y caída de pelo.

"CHOLINE": Es necesario para controlar la grasa y el colesterol del cuerpo, previene que la grasa se acumule en el hígado, ayuda a los riñones y a la vesícula, mejora el sistema nervioso, la memoria y las células de las membranas. Tomado junto con complejo B y Vitamina C, ayuda a mantener el hígado y el sistema nervioso en óptimas condiciones y con ello la desintegración de la grasa del cuerpo es más completa. Una parte del "Choline" se fabrica en nuestro organismo con la ayuda del ácido graso conocido como lecitina.

Síntomas de deficiencia de "Choline":
Cirrosis, degeneración del hígado, endurecimiento de las arterias, problemas del corazón, alta presión y hemorragias.

PABA (Para Amino Benzoic Acid) es una sustancia que trabaja igual que las vitaminas. Sus beneficios son: La reparación rápida de tejido y heridas, especialmente causados por el sol; ayuda a mantener la piel y el cabello saludables, y se encarga de la pigmentación de la piel para prevenir o mejorar la enfermedad conocida como vitíligo. Personas que son alérgicas a esta sustancia deben tomar lecitina que ayuda al cuerpo a producir su propio PABA.

Vitamina C, esta vitamina es importante por lo esencial que es para producir y fortalecer el colágeno, el que se encarga de conectar todos los tejidos del cuerpo. Sin colágeno el tejido no se puede reparar ni crecer. La vitamina C es esencial para el crecimiento del hueso y para sanar cualquier problema del sistema óseo.

La vitamina C ayuda a la absorción de hierro, reduce infecciones y fortalece el sistema inmunológico. Es un poderoso antioxidante que previene la formación de células cancerígenas y ayuda a deshacerse de los radicales libres que envenenan la sangre con altos niveles de metales como el plomo, el aluminio, el cromo, etc.

Síntomas de deficiencia de vitamina C, vitamina de agua soluble: dificultad para sanar heridas, resfriados o infecciones frecuentes o recurrentes y problemas relacionados a los pulmones y con las vías respiratorias.

Alimentos altos en vitamina C: Perejil, brócoli, "bell peppers", fresas, naranja, limón, papaya, coliflor, kale, mostaza verde y coles de brusela.

Vitamina E: Un potente antioxidante natural que protege las células del cuerpo de toxinas, metales tóxicos, drogas y radicales libres.

Ayuda al sistema inmunológico, mejora la vista, previene la vejez prematura, fortalece el sistema nervioso, es cicatrizante y se considera anti cancerígena. Algunos síntomas de la deficiencia de la Vitamina E son irritabilidad, retención de líquidos, problemas del sistema nervioso, fatiga problemas de atención y deficiencia del sistema inmunológico.

Alimentos altos en Vitamina E: Aceite de semilla de uva y de soya, arroz integral, cereales multigranos y de grano germinado y vegetales de hojas verdes.

Vitamina D: Es necesaria para el bienestar de dientes, huesos, encías y absorción de calcio. Su decifiencia causa osteoporosis a temprana edad, enfermendades de las encias, de la dentadura y de la piel.

Alimentos altos en Vitamida D: Vegetales de hojas verdes, yogurt natural, almendras, "kifert", bulgaros, queso, mantequillla, ostras y pescado.

TIPS PARA COCINAR

Echa a volar tu imaginación y cocina lo que gustes con alimentos saludables. Come lo que quieras y como quieras, menos alimentos fritos, azúcares refinados o harinas blancas. Usa arroz integral, pan, tortillas y cereales de grano germinado, avena, centeno (rye) y bran (el bran es la cascarita del trigo sin gluten). Utiliza yogurt natural de búlgaros, kéfir, suero lácteo, ensaladas de vegetales, pollo y pescado. Cuando mi plan de nutrición dice que tomes leche y fruta, puede usar yogurt natural, fruta fresca o congelada y puedes preparar una malteada. Para endulzar el licuado, utiliza miel de abeja o 'stevia'. Si haces un licuado de leche (de preferencia usa leche de almendras) con una manzana delicia o con un plátano no necesitas azúcar. Modera el consumo de plátano (máximo 3 veces a la semana).

CARNE DE RES: Cocina albóndigas con vegetales y en lugar de formar las bolas de carne con arroz blanco, utiliza arroz integral. También puedes preparar el tradicional picadillo de carne de res deshebrada (el chile california y los tomates verdes no los uses si sufres de úlceras, gastritis, colitis o problemas gastrointestinales).

Además de la famosa carne asada servida con ensalada y vegetales a la parrilla, puedes preparar guacamole con carne deshebrada y servirlo con sopa de vegetales, a la parrilla o ensalada de vegetales crudos rallados.

La carne de res también la puedes preparar con adobo y meterla al refrigerador toda la noche para que tenga mejor sabor.

Otra forma sencilla y rica de preparar la carne de res es mezclando:

- Un cuarto de libra de carne molida sin grasa (premium)
- 1 huevo crudo
- ¼ de chile morón amarillo
- 2 champiñones
- 4 dientes de ajo triturados
- ¼ parte de una cebolla
- 1 jitomate
- 3 cucharadas de perejil
- 1 cucharadita de orégano fresco
- 1 cucharadara de cilantro
- Sal de mar al gusto

Todos los vegetales y hierbas frescos deben estar súper finamente picados antes de mezclar con la carne; luego, se forman unas tortas como para hamburguesa pero mas grandes y mas delgadas y se ponen sobre un comal.

En unos cuantos minutos se ve que están listas para voltear y pues, a voltearlas. Se sirven con ensalada verde y el famoso chile de molcajete o guacamole y vegetales a vapor.

Si eres de las que necesita pan o tortilla cada vez que comes, puedes comerte una porción de pan o tortilla de grano germinado (estas tortillas por no tener gluten, las digiere mejor tu estómago) o puedes utilizar hojas grandes de lechuga como si fueran tortillas.

POLLO: Cocina las tradicionales calabacitas con carne de puerco, pero en vez de usar carne de puerco utiliza pollo, pavo o codorniz. Otra forma de cocinar el pollo podría ser, al horno adobado, al horno con hierbas frescas, o en su jugo (sin agua) con vegetales, jitomate, cebolla y ajo frescos.

El filete de pechuga de pollo a la parrilla o a las brazas con jugo de limón, sal pimienta y algunas otras especies en forma de hierbas frescas como albaca, orégano, dill, romero, etc... ¡Queda delicioso!

Más pollo... pon el pollo sazonado con ajo, una cebolla entera, 5 ó 6 hojas de laurel y una taza de la siguiente salsa (no poner agua):

- 3 Jitomates hervidos
- 1 Chile California
- 1 Ajo crudo
- Sal de mar

Muélelos, agrega esta salsa al pollo y cocínalo a fuego lento; sírvelo con su porción de verduras semi-crudas, ensalada de lechuga, pepino, aguacate, jitomate, zanahoria, calabacita rallada y repollo; y como aderezo solo pon limón, sal de mar y aceite de olivo.

PAPAS: Las papas mételas al horno, sírvelas con mantequilla clarificada (la venden en las tiendas de nutrición) y acompáñalas de un filete de pollo o pescado a la parrilla y ensalada de vegetales crudos. Cuando comas papas, no comas arroz, pan ni tortilla para una mejor digestión.

Otra forma de preparar las papas: Cocina las papas y cuando aun están calientes, machácalas y agrégales vinagre de chiles jalapeños, apio finamente picado, trocitos de jalapeños en vinagre, zanahoria rallada y un poco de mantequilla (una cucharada por papa).

Si por alguna razón no puedes comer chile ni toleras el vinagre, prepara las papas después de machacarlas con leche descremada o yogurt natural, sal de mar, mantequilla clarificada, ajo fresco triturado y pimienta.

NOTA: Si aún sufres de obesidad, come papas cocidas y servidas con limón, pimienta y aceite de olivo (solo cómelas una o dos veces por semana), si no necesitas bajar de peso, puedes comerlas de 2 a 3 veces por semana. Independientemente de si sufres o no de obesidad o diabetes, las papas hay que comerlas en porciones pequeñas y no más de 3 veces a la semana.

PESCADO: El pescado se puede preparar al horno, en caldo, a vapor, en su jugo o asado. El secreto está en que, cada que cocines, utilices diferentes tipos de condimentos o especias y vegetales.

Si cocinas el pescado a vapor, puedes ponerle algo de chile morón, cebolla, jitomate, ajo, pimienta y sal de mar; lo puedes servir con espárragos y una ensalada cruda de champiñones con lechuga de hoja verde sin aderezo, solo agrega limón, sal de mar y aceite de olivo.

ARROZ INTEGRAL: El arroz integral por estar completo, tarda más en cocinarse; puedes ponerlo a remojar toda la noche antes de cocinarlo; tarda aproximadamente 45 minutos, una vez cocinado en agua y sazonado con sal de mar, pimienta y ajo fresco triturado, lo puedes acompañar con frijoles negros, crema agria y ensalada de pepino con pedazos de jitomate, cebolla desflemada (con limón y sal de mar) y repollo verde picado finamente, limón y aceite de olivo.

Otra forma de servir el arroz integral (brown rice): remójalo por 14 horas y enjuágalo antes de cocinarlo. Una vez que reviente y esponje, ponle crema de soya (al gusto) y unas 4 ó 5 cucharadas pequeñas de almendras picadas, un poquito de miel de "manuka" para que le dé el delicioso toque final y un huevo cocido cortado en rebanadas. Este platillo es alto en proteínas y te dará energía para seguir quemando grasa. La miel de "manuka" se adquiere en cualquier tienda de nutrición (health food store).

Para los que gustan del arroz mexicano, también puedes preparar el arroz integral “A la mexicana”. Dora el arroz en seco o con aceite de semilla de uva, una vez dorado, agrégale la salsa de jitomate previamente preparada con jitomate, cebolla, ajo y un poco de orégano fresco picado; agrega caldo de pollo, tápalo y déjalo cocinar a fuego lento hasta que reviente y esponje. Sírvelo con la siguiente ensalada: Utiliza lechuga de hoja romana y agrégale manzana verde y pera picada en rebanadas delgadas cortadas a lo largo, pónle nueces, almendras o nueces de pino, cranberries secas sin aditivos, aceite de olivo, limón y una cucharadita de vinagre balsámico.

La fruta que agregas a esta ensalada, se considera una porción de las 2 porciones de frutas que debes comer al día. Así que, no excedas el consumo de azúcar -ni siquiera de fruta natural. Por último, acompaña el arroz integral y la ensalada, con unas rebanadas de berenjena azadas a la parrilla, condimentada con un poco de sal de mar y pimienta.

NOTA: El arroz integral es substituto de carne, pollo, pescado, papas y leguminosa. Si comes arroz integral, no comas pan, papas o tortilla. Si deseas bajar mas rápido de peso, no comas arroz con carne roja; puedes comer poquito pollo o pescado. El arroz integral es mejor si se utiliza en la cena y solo 2 ó 3 veces por semana.

ENSALADA FAMILIAR: La siguiente ensalada la puedes usar 2 ó 3 veces por semana; se puede preparar además de todos los vegetales con algo de lo siguiente: pollo, atún, huevos cocidos o con leguminosas como ejotes, garbanzo o frijol rojo.

Pon a hervir papas, zanahorias, apio, chícharos, ejotes (garbanzo o frijol rojo) y asegúrate que solo la papa este bien cocida, el resto de las verduras deben estar semi-cocidas para aprovechar todas sus propiedades. Corta en cuadritos pequeños todas las verduras, luego corta jitomate fresco y pica repollo finamente.

Pon todos los vegetales juntos y agrega pescado, de preferencia atún fresco (si no tienes atún fresco, utiliza de lata). El atún lo puedes reemplazar por una pechuga de pollo cocida previamente sazonada y deshebrada. Mezcla todo y agrega limón, sal de mar, ajo fresco, pimienta y aceite de olivo.

PROTEÍNA MIXTA: Prepara las **famosas brochetas o alambres con pollo, carne de res magra o pescado.** Pon en el alambre un pedazo de carne, luego un pedazo de "bell pepper", un jitomate pequeño de bolita (cherry), un trozo de cebolla, un pedazo de pescado, luego otra vez el "bell pepper", el jitomate, la cebolla y así hasta que se llene el alambre. Sazónalo al gusto con hierbas frescas, ajo triturado y sal de mar. Prende la parrilla o el horno... y a cocinar. Cuando estén listos, los retiras del fuego y les pasas con una brocha, un poco de aceite de olivo y limón.

VEGETALES Y FRUTAS

Calabacitas: Altas en Vitamina A, C, Potasio y Calcio. Las mejores calabacitas son las que miden menos de 6 pulgadas.

Jitomates: Ricos en vitamina C, A, Complejo B, Potasio y Fósforo; sus antioxidantes ayudan a prevenir el cáncer de próstata.

Espárragos: Anticancerosos, altos en glutathione, contienen Rutin, protegen las pequeñas venas capilares que se pudieran romper, protegen contra la radiación y son altos en Vitamina A, C, E, Complejo B, Potasio y Zinc. Excelentes para desinflamar la próstata y evitar el cáncer.

Aguacates: Tienen más potasio que los plátanos y se pueden mezclar con jugo de zanahoria para formar un aderezo poner vegetales crudos o sobre la ensalada.

Mostaza Verde (Muster Green): Vegetal anticanceroso se recomienda a personas con problemas autoinmunes, artritis y/o depresión. Este vegetal es picante, úsese en cantidades pequeñas y diluido con agua.

Perejil (Parsley): Excelente para el sistema digestivo, purifica el torrente sanguíneo, anticanceroso, tiene más vitamina C que la naranja y doble hierro que la espinaca, es alto en Vitamina A, Magnesio y Cobre, dos minerales que curan el mal aliento.

Raíz de Perejil (Parsley Root): Elimina retención de líquidos, regula el periodo menstrual, Alto en Vitamina A, Niacin, Complejo B, Magnesio, Hierro y Potasio; mejora problemas urinarios, del riñón, problemas digestivos, dolores abdominales, inflamación, flatulencias y tiene 3 veces más vitamina C que el perejil.

Raíz de Apio (Celery Root): Alta en Potasio, Vitamina C, Magnesio, Calcio, Hierro, B12, B8, B5, Zinc, fibra y contiene proteína.

Cebolla: Desintoxica, es antialérgica y antiviral.

Kale: Protege de cáncer del colon, alto en Vitamina A y C, descongestiona, cura el sistema digestivo, ayuda al hígado a quemar grasa y mejora el sistema inmunológico.

Kolhrabi: Familiar del Repollo, es alto en fibra, Potasio, Magnesio, Vitamina A, C, Ácido Fólico, Calcio y es antioxidante. Mejora cualquier problema de salud, ayuda a regular la glucosa; recomendado para personas que sufren de diabetes e hipoglucemia. Entre más pequeño, más nutritivo. Se utiliza en caldos o en jugo de vegetales crudos.

FRUTAS

MANZANAS: Ayudan a estabilizar los niveles de azúcar en la sangre, bajan la presión, calman el apetito y bajan el colesterol.

AGUACATES: Tienen una combinación excelente de ácidos esenciales para ayudar al cuerpo a controlar el colesterol, mejora problemas de la piel como acné, arrugas prematuras, regula la presión arterial y previene el estreñimiento por ser altos en fibra.

PLÁTANOS: Sson buenas para el corazón por su alto contenido de Potasio; son buenos para el sistema circulatorio y ayudan a dormir mejor.

UVAS: tienen bastante Potasio y son buenas para personas con problemas del corazón; detienen la formación de mucosidad en el intestino grueso, limpian la cara, el hígado, los intestinos y los riñones.

PERAS: Proporcionan mucha energía, tienen mucha fibra, ayudan a prevenir y curar el estreñimiento, tienen ácido Fólico, Vitamina C y neutralizan el sistema nervioso.

FRESAS: Tienen bastante Vitamina C que ayuda a revivir el sistema inmunológico.

MANGOS: Proporcionan mucha energía, neutralizan el sistema nervioso, contienen Vitamina A, C y Betacaroteno, estos dos últimos antioxidantes atacan las moléculas de oxígeno perjudiciales conocidas como radicales libres; son buenos para el corazón, tienen bastante fibra natural para curar el estreñimiento y disminuir el cáncer de colon, ayudan a nutrir los huesos, los dientes, limpian el sistema sanguíneo y alivian la depresión.

NARANJAS: Son buenas para la vista, la piel, para el sistema circulatorio y la membrana mucosa; ayudan al sistema digestivo y urinario, reparan tejido y refuerzan el sistema inmunológico.

PAPAYA: Tiene muchos carotenoides o sea, pigmentación antioxidante -fitoquímicos indispensables para la salud del corazón y para fortalecer el sistema inmunológico-. Cuando se dice que la papaya tiene muchos carotenoides, es porque tiene el doble de antioxidantes que otras frutas; lo cual, vuelve a esta fruta en un alimento curativo que ayuda a prevenir todo tipo de cáncer.

Es también un agente digestivo que no solo le ayuda a digerir los alimentos apropiadamente sino que cura problemas estomacales y digestivos; previene úlceras y cura irritaciones estomacales causadas por el exceso de medicamentos.

PAPAYA, GUAYABAS, PIÑA Y FRUTAS CÍTRICAS: *A*yudan a formar colágeno para reparar tejido, nervios y músculo, refuerzan el sistema inmunológico, actúan como antioxidantes, protegiendo las vitaminas A y E del daño de las toxinas y químicos y ayudan a normalizar el colesterol.

DURAZNOS: Ayudan a mantenerse joven y bonita porque tienen tres tipos de antioxidantes.

KIWI: Tiene bastantes antioxidantes, vitamina C y ayuda a deshacerse de los radicales tóxicos del organismo; ayuda a mejorar la apariencia de la piel y cabello.

IMAGINA QUE ESTE ES EL PLATO PARA TÚ ALMUERZO Y CENA... DIVÍDELO EN 4 PARTES

Ver el dibujo a continuación:

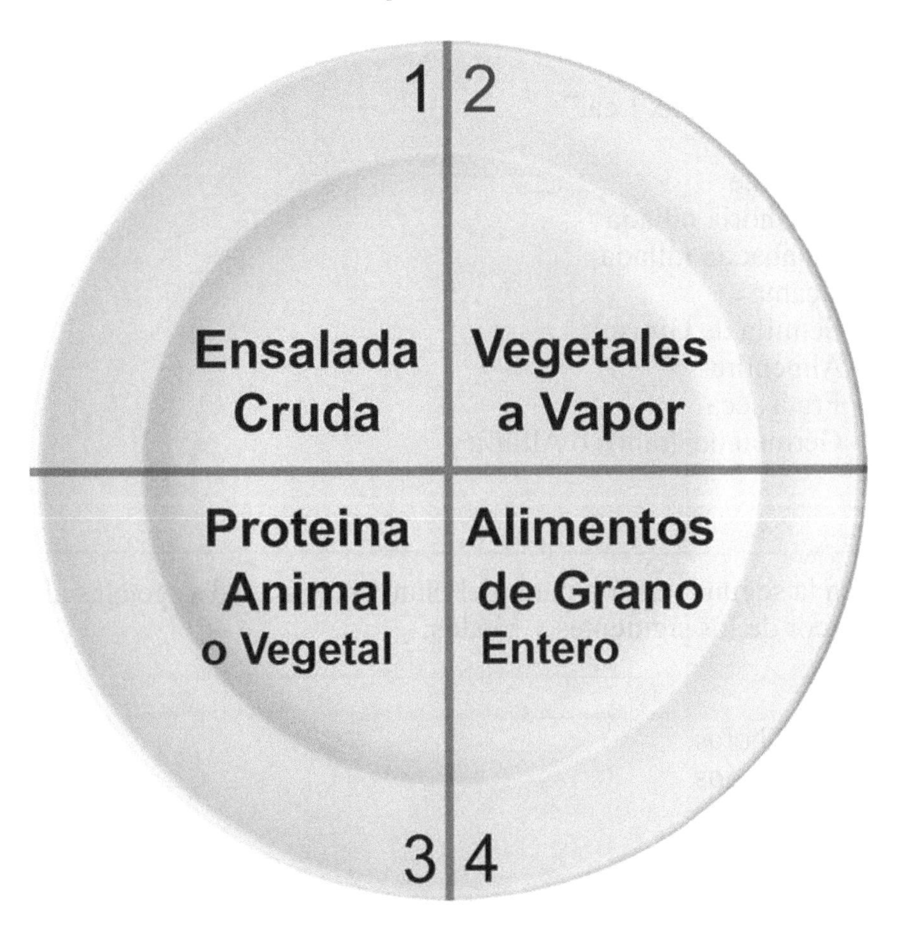

En la primera cuarta carte del plato, puedes poner 3 ó 4 de los siguientes vegetales crudos (asegúrate de rotarlos:

- Espárragos
- Apio
- Pepino fresco
- Pimientos verdes, rojos, amarillos o anaranjados
- Champiñones
- Espinacas
- Lechuga de hoja verde o roja
- Lechuga "butter"
- Lechuga romana
- "Arugula"
- Kale
- Lechuga "Oak Leaf"
- Cebolla
- Jitomate
- Zanahoria rallada
- Calabacita rallada
- Jícama
- Semilla de Girasol
- Almendras
- Fruta seca
- Gérmen de granos o Alfalfa

En la segunda cuarta parte del plato agrega 2 ó 3 vegetales al vapor de los siguientes y rótalos:

- Alcachofas
- Espárragos
- Coliflor
- Repollo
- Brócoli

- Coles de Bruselas
- Betabel
- Calabacita
- Berenjena
- Pimientos verdes, rojos, amarillos o anaranjados
- Champiñones (Mushrooms)
- Nabos
- "Bok Choy"
- "Okra"
- "Collard Greens"
- "Kale"
- Mostaza Verde (Mustard Greens)
- Espinacas
- Betabel
- Calabaza Italiana
- Papa Dulce (camote)
- Calabaza anaranjada (Hubbard)

En la tercera cuarta parte del plato utiliza una de las siguientes proteínas:

- Pollo
- Pescado
- Pavo
- Carne de Res Magra
- Carne de Ternero
- Carne de Borrego
- Carne de Chivo
- Ejotes
- Chícharos
- Lentejas
- Garbanzo
- Habas
- Frijol

En la cuarta parte del plato agrega sólo uno de los siguientes granos (carbohidratos):

- Arroz integral
- Wheat back
- Quinoa
- Wild rice
- Pan de grano entero o germinado
- Tortilla de grano germinado (sprouted)
- Pasta de arroz integral (gluten free)
- Papa

PLAN DE NUTRICIÓN “CURVAS PELIGROSAS” DE LUZ MARIA BRISEÑO

ESTE RÉGIMEN ALIMENTICIO ES PARA TODA LA FAMILIA INCLUYENDO NIÑOS, ADOLESCENTES, ADULTOS, ANCIANOS, MUJERES EMBARAZADAS O LACTANDO Y PERSONAS ENFERMAS.

IDEAS PARA DESAYUNAR CUALQUIER DÍA						
DESAYUNO	DESAYUNO	DESAYUNO	DESAYUNO	DESAYUNO	DESAYUNO	DESAYUNO
JUGO DE VEGETALES o AGUA CON LIMON CEREAL DE BRAN O DE GRANO GERMINADO Y YOGURT NATURAL CON FRUTA LECHE DE SOYA O DE ALMENDRAS	JUGO o LICUADO DE VEGETALES con LIMON YOGURT NATURAL O BÚLGAROS CON 2 OZ DE AVENA Y FRUTA LECHE DE SOYA O DE ALMENDRAS	JUGO O LICUADO DE VEGETELES 1 HUEVO CON ½ TAZA DE VEGETALES 1 PAN O TORTILLA DE GRANO ENTERO O GERMINADO LECHE DE SOYA O DE ALMENDRAS	JUGO DE VEGETALES O AGUA CON LIMON LICUADO DE YOGURT CON AVENA, GERMEN DE TRIGO, DATILIES Y FRUTA LECHE DE SOYA O DE ALMENDRAS	JUGO O LICUADO DE VEGETALES HOY PUEDES REPETIR TU DESAYUNO FAVORITO DE ESTE PLAN LECHE DE SOYA O DE ALMENDRAS	JUGO o LICUADO DE VEGETALES con LIMON CEREAL FRIO CON FRUTA O AVENA HERVIDA CON FRUTA Y ½ TAZA DE YOGURT NATURAL LECHE DE SOYA O DE ALMENDRAS	JUGO DE VEGETALES O AGUA CON LIMON 1 HUEVO BATIDO CON ½ TAZA DE VEGETALES Y 1 PAN O 1 TORTILLA Y ½ TAZA DE YOGURT NATURAL LECHE DE SOYA O DE ALMENDRAS
Entre comidas:	Entre comidas:	Entre comidas:	Entre comidas:	Entre comidas:	Entre comidas:	Entre comidas:
½ TAZA DE FRUTA Y 9 ALMENDRAS O UNA ENSALADA	½ TAZA DE FRUTA Y 6 NUECES O ½ SANDWICH con CREMA DE ALMENDRAS Y MIEL	FRUTA ½ TAZA Y ALGUN TIPO DE NUEZ O UNA ENSALADA	½ MANZANA CON 2 CUCHARADAS DE CREMA DE ALMENDRAS	½ TAZA DE FRUTA CON ¼ DE TAZA DE SEMILLAS	1 PEPINO ó ½ FRUTA CON 9 ALMENDRAS	½ JICAMA o ½ TAZA DE FRUTA Y ALGUNA TIPO DE NUEZ O SEMILLAS

	IDEAS	PARA	ALMORZAR	CUALQUIER	DIA	
POLLO VERDURAS ACEITE DE OLIVO ENSALADA 1 PZ PAN O TORTILLA	HÍGADO O SALMON VERDURAS ACEITE DE OLIVO ENSALADA NO PAN NI TORTILLA	PESCADO BLANCO VERDURAS ACEITE DE OLIVO ENSALADA 1 PZ PAN O TORTILLA	RES O LENTEJAS VERDURAS ACEITE DE OLIVO ENSALADA ARROZ INGEGRAL OPCIONAL	LEGUMINOSA VERDURAS ACEITE DE OLIVO ENSALADA NO PAN NI TORTILLA	POLLO/ PESCADO VERDURA ACEITE DE OLIVO ENSALADA ARROZ INTEGRAL OPCIONAL	SALMÓN VERDURA ACEITE DE OLIVO ENSALADA TORTILLA OPCIONAL
Entre comidas:	Entre comidas:	Entre comidas:	Entre comidas:	Entre comidas:	Entre comidas:	Entre comidas:
FRUTA O LICUADO CON PROTEÍNA EN POLVO	FRUTA Y UNA MINI ENSALADA	FRUTA Y UNA TAZA DE SOPA	FRUTA Y LECHE DE SOYA O ALMENDRAS	FRUTA Y UNA TAZA DE VEGETALES	FRUTA Y UNA TAZA DE SOPA	FRUTA Y UNA MINI ENSALADA

	IDEAS	PARA	CENAR	CUALQUIER	DIA	
PESCADO Y VEGETALES ENSALADA ACEITE DE OLIVO ARROZ INTEGRAL AGUA No pan o tortilla	POLLO/RES ENSALADA ACEITE DE OLIVO VERDURAS AGUA Tortilla opcional	LENTEJAS/POLLO ENSALADA ACEITE DE OLIVO VERDURAS AGUA Arroz o pasta opcional	PESCADO/POLLO ENSALADA ACEITE DE OLIVO VEGETALES AGUA Pan o tortilla opcional	ARROZ INTEGRAL ENSALADA ACEITE DE OLIVO FRIJOLES AGUA No pan ni tortilla	CHICHAROS, EJOTES Y GARBANZO ENSALADA ACEITE DE OLIVO PASTA DE ARROZ INTEGRAL AGUA No pan ni tortilla	HABAS O LENTEJA ENSALADA ACEITE DE OLIVO VERDURAS AGUA Papa al horno opcional

INSTRUCCIONES
PARA PLAN DE NUTRICIÓN

Al principio de tu día el jugo de vegetales o agua de limón recomendados, en la Tabla de Ideas para desayunar, se toman uno de los dos que tengas disponible 15 minutos antes del desayuno.

Cuando decidas comer huevo con 1/2 taza de vegetales, te recomiendo rallarlos o cortarlos finamente y preparar un omelet con una cucharadita de aceite de semilla de uva. Se acompaña de pan o tortilla germinado y un vaso de leche de soya o de almendra.

Asegúrate de agregar algún tipo de semilla en tus ensaladas y algún tipo de aceite como de olivo, de semilla de uva, de aguacate o de sésamo en lugar de aderezos comerciales. Sazona con sal de mar, pimienta, ajo triturado fresco y unas gotas de limón o vinagre de manzana.

El pan, las tortillas y el cereal, de preferencia consumir los de grano germinado sin harina ("sprouted flourless") o 100% "bran".

La avena debe ser natural hervida con agua y endulzada con miel de abeja cruda o el endulzante "stevia". La leche puede ser de almendras y soya. El yogurt debe ser natural o de búlgaros. El jugo verde de preferencia natural (preparado por ti).

La porción de la proteína animal es aproximadamente del tamaño de la palma de la mano de la persona que la va a comer y del grosor de un mazo de baraja. Ningún tipo de carne se debe freír, todo debe ser cocinado a vapor, al horno, en su jugo, en caldo, a la parrilla o con un poquito de aceite de semilla de uva.

El aceite de olivo es para las ensaladas no para cocinar.

La porción de vegetales, es una taza (rótalos). La ensalada puede una base de lechuga, unos días con pepino, zanahoria rallada, jitomate otros con pera, jícama, pimientos, uvas, etc., forma un arco iris con tu ensalada. Los aderezos ideales son los que tu prepares con aceite de olivo extra virgen, sal de mar, ajo fresco triturado y limón.

Debes evitar comer hígado si estas embarazada o si tú médico te prohibió la carne roja.

Debes comer cada 3 horas. Lo más tarde que puedes cenar es 3 horas antes de dormir. No importa a que hora empieza tu día, tu desayuno debe ser cuando despiertas aunque sean las 2 de la tarde.

El agua es mejor tomarla entre comidas (10 vasos de 8oz al día).

Reduce el estrés con ejercicio físico.

El ejercicio es vital de 3 a 5 veces por semana para mantenerte sano y en tu peso ideal.

www.curvaspeligrosas.net

TABLA DE PROGRESO SEMANAL

Nombre: ____________________

Fecha	Peso	Talla

ANTES

FOTO
(Opcional)

DESPUES

FOTO
(Opcional)

(NO TE PESES TODOS LOS DIAS)

BIOGRAFÍA

Luz María Briseño, soy mexicana. Por más de 20 años he trabajado en la Industria de la Radio en español en el norte y sur de California.

Después de más de 10 años de trabajar como locutora, inesperadamente mi carrera tomo otro rumbo. De radio musical a radio hablada. El primer show de nutrición que surgió fue "Curvas Peligrosas" y se dió sin planearlo. Hace varios años estuve hospitalizada por 4 días, 2 de ellos en coma a causa de la debilidad de mi corazón (falta de potasio). Mi estilo de vida no era nada sano. Dormía solo 3 horas cada noche, me levantaba a las 3:30 ó 4 de la madrugada (mi trabajo en radio iniciaba a las 5 AM), durante el día no dormía, no me alimentaba bien y el agua no me gustaba porque me hacia correr al baño... Y la verdad... Me daba flojera ir. Mis alimentos favoritos: Café con donas o bagels, saliendo de trabajar una hamburguesa con papas fritas y soda de "dieta" pollo frito o tacos dorados y una o dos barras de chocolate. Por la tarde mi cena era un "banana split" o algún postre alto en azúcar refinada y calorías y por la noche...por supuesto, no podía dormir.

Desde mi infancia sufrí de insomnio y también desde mi infancia mi alimentación era a base de azúcares refinados y comida sintética. Durante mi adolescencia y en mi vida adulta, siempre fui muy enfermiza. A los 11 años ya me prescribían medicina para los nervios. Durante el embarazo de mi único hijo Mateo, me hospitalizaron 3 veces por infecciones de los riñones. Después de su nacimiento continué hospitalizada por varios meses con problemas graves de salud. A los 25 años me diagnosticaron Asma a causa de las alergias crónicas mal atendidas, por falta de agua y exceso de azúcares de toda mi vida. Padecía de hipertiroidismo, hipotiroidismo, candidiasis, deshidratación y depresión severa. La última vez que estuve hospitalizada por problemas del corazón, un doctor me dijo con un tono de voz indiferente: "Niña, si no aprendes a comer bien, te vas a morir". Ahí fue cuando empecé a investigar qué era lo que supuestamente debería comer. Hace más de 10 años empecé a estudiar nutrición por necesidad, hoy día, lo hago por pasión.

Un fin de año (después de haber estado en coma), cuando regrese a trabajar hice una encuesta por 2 semanas, sobre cuales eran las resoluciones de año nuevo de mis radioescuchas; la mayoría (hombres y mujeres), lo que más deseaban era bajar de peso y mejorar de salud. Entonces, le pedí a mi programador Pepe Garza que me permitiera dar tips de nutrición de lo que yo estaba aprendiendo y que me parecía fascinante. A Pepe le pareció buena idea, incluso, me ayudo a desarrollar el programa; así, comenzó "el show de nutrición Curvas Peligrosas". Esa pasión por la nutrición creció y me ayudo a convertirme en una Locutora-Nutrióloga Certificada.

Mi pasión por la nutrición se dió desde que "la nutrición" me salvo la vida. Hoy día, gracias a Dios ya no utilizo esteroides para controlar los ataques de asma, ni ningún otro tipo de medicina para la tiroides o para la depresión. Ahora mi misión es: Ayudar al que lo desee y necesite a través de programas de radio, consejos de nutrición a través de la televisión e internet y brindar mis seminarios de nutrición.

Estudios seglares: *Hartnell Collage* (Salinas, CA); *San José State* (San José, CA); Clases de Vocalización *Profesor Bob Corff* (Hollywood, CA) Wellness and Nutrition *AFPA USA* (Ship Bottom, NJ).

Mis Pasatiempos Favoritos: Libros de Nutrición, Psicología y Neurolingüística; películas de terror, drama y dibujos animados; música de rock, pop, jazz y romántica... Y por supuesto ir de compras y viajar.

LIBROS RECOMENDADOS

Higdon, Hal. 2000. *Run Fast*. New York: St. Martin's Press.

Hill, Napoleon. 1971. *You Can Work Your Own Miracles*. New York: Ballantine Books.

Colacino, D., Ph.D., and L. Griswold. 2003. *Eat For Success*. Monterey, CA: Healthy Learning.

Ruiz, Don Miguel. 1997. *Los Cuatro Acuerdos*. San Rafael CA: Amber Allen Publishing.

Hall, J., and Dr., R. Jacobs. 1991. *Menopause Matters*. Rockport, Massachusetts: Elements Books Limited.

Manore, M., Ph.D, and J. Thompson, Ph.D. 2000. *Sport Nutrition for Health and Performance*. Champaign, IL: Human Kinetics.

Trudeau, Kevin. 2004. *Natural Cures*. Elk Grove Village, IL: Alliance Publishing Group, Inc.

Karlsson, Jan, PhD. 1997. *Antioxidants and Exercise*. Champaign, IL: Human Kinetics.

Haas, Elson M., M.D. 1992. *Staying Healthy with Nutrition*. Berkeley, CA. Celestial Arts Publishing.

Kassinove, Howard, Ph.D. 1995. *Anger Disorders*. Washington DC: Taylor & Francis Publishers.

López-Navarro, Dr. Eduardo. 2001. *Soluciones Fáciles en Tiempos Difíciles*. México DF: Editorial Trillas. S.A. de C.V.

Grabhorn, Lynn. 2000. *Excuse Me your Life Is Waiting*. Charlottesville, VA: Hampton Roads Publishing Company, Inc.

PARA ORDENAR LOS SIGUIENTES CD'S Y LIBROS PUEDES LLAMAR A

ENTRE AMIGOS HUMAN
SERVICES, LLC

1.626.582.8912

O POR INTERNET EN

www.lopeznavarro.com

CD'S

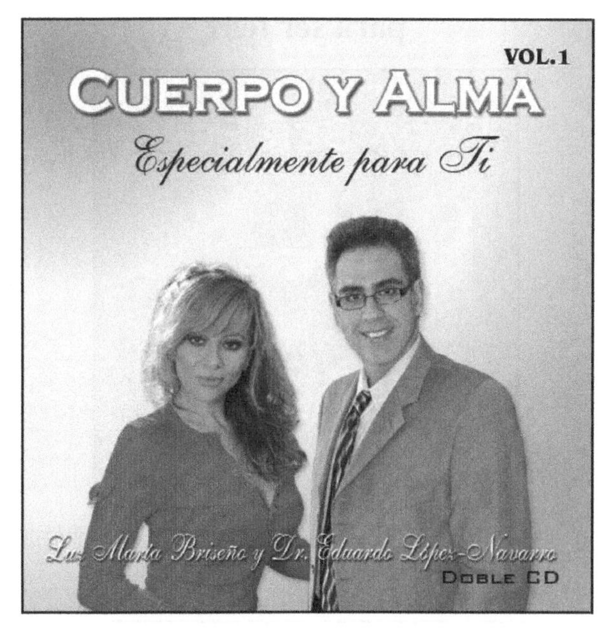

Limpieza Interna Vs. Obesidad
Mejorando Tú Autoestima

Luz María Briseño, CNC
Dr. Eduardo López-Navarro, Ph.D

Comer es vital, pero comer inteligentemente es un arte.
Por: Luz María Briseño, CNC

Haz de tu vida lo más valioso y precioso que existe en el universo, ya que dentro de esa vida, brilla una estrella a la cual se llama por tu nombre.
Por: Dr. Eduardo López-Navarro, Ph.D

Todo lo que necesitas para ser feliz

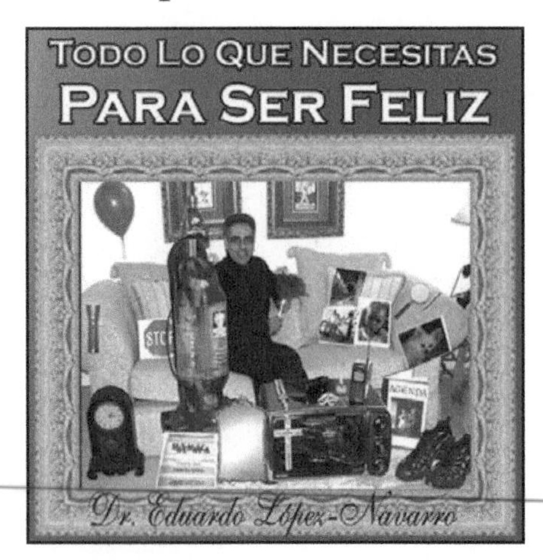

Ejercicios para vencer el estrés, la ansiedad y el nerviosismo

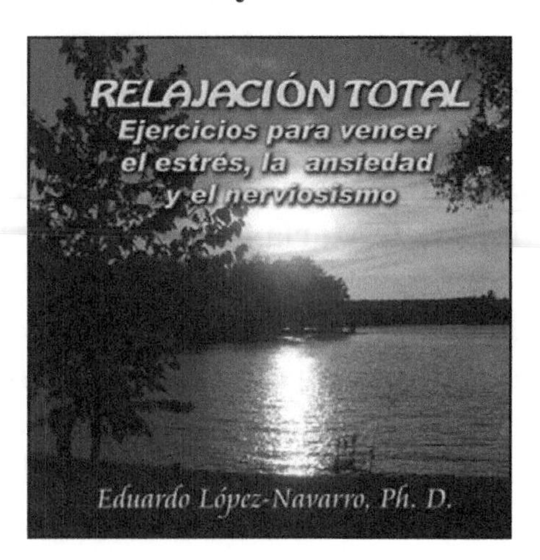

14 Pasos para crear una relación con romance, pasión y éxito

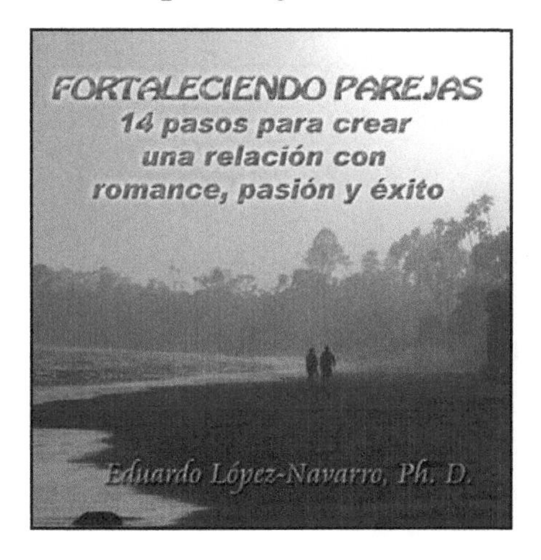

Definiendo quiénes somos y hacia donde vamos

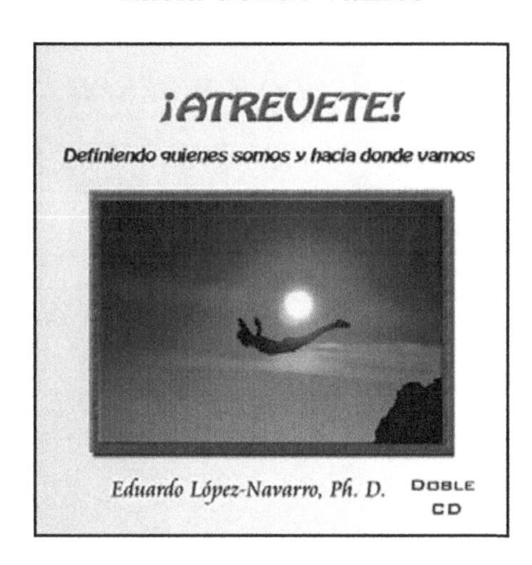

Soluciones fáciles para mejorar tu vida

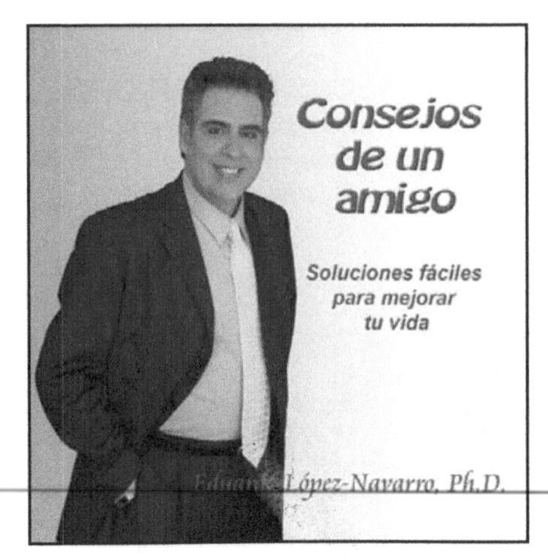

Enfrentando retos desde el nacimiento al perdón

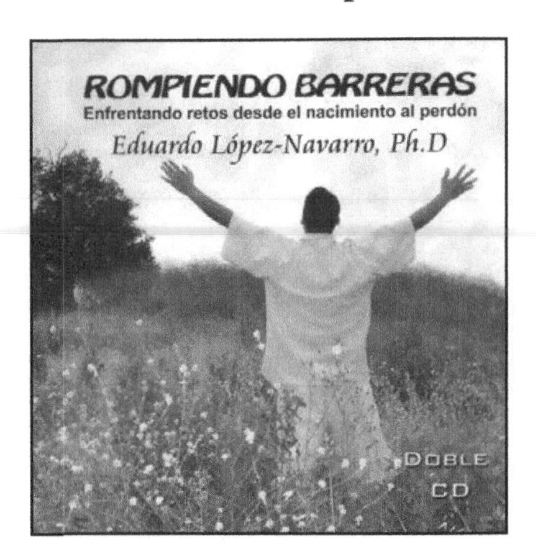

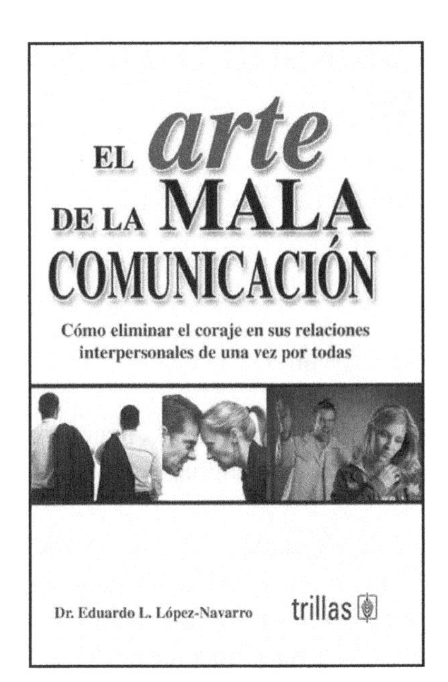

EL ARTE DE LA MALA COMUNICACIÓN:

Como eliminar el coraje de sus relaciones interpersonales de una vez por todas

Los individuos incapaces de expresar sus sentimientos y resolver sus conflictos o desacuerdos, sean éstos pasados, presentes o anticipados, producen dentro de ellos mismos altos niveles de coraje que generalmente se manifiestan por medio de acciones negativas y revanchistas cuyo propósito es herir. Esto los lleva a tener siempre una mala comunicación con la gente que los rodea, así como a enfrascarse en una competencia por poder y control indiscriminada, dañina y cruel.

Si a usted le cuesta trabajo relacionarse con las personas o tiene una comunicación inadecuada con los demás, este libro le ayudara a descubrir los modos incorrectos de comunicación que ha utilizado a lo largo de su vida, para así poder identificar, comprender y manejar sus sentimientos en forma saludable. También le enseñará a reconocer a aquellas personas que están acostumbradas a emplear sistemas de mala comunicación y son verdaderos expertos en realizar acciones negativas.

El autor instruye acerca de las técnicas y destrezas que podemos aplicar para mejorar nuestra comunicación interpersonal en los niveles familiar, escolar y laboral.

Más que corregir los síntomas de la mala comunicación, este libro se orienta a identificar, controlar y erradicar sus causas, ya que solo así sera posible lograr cambios positivos y permanentes en la convivencia humana de todos los días.

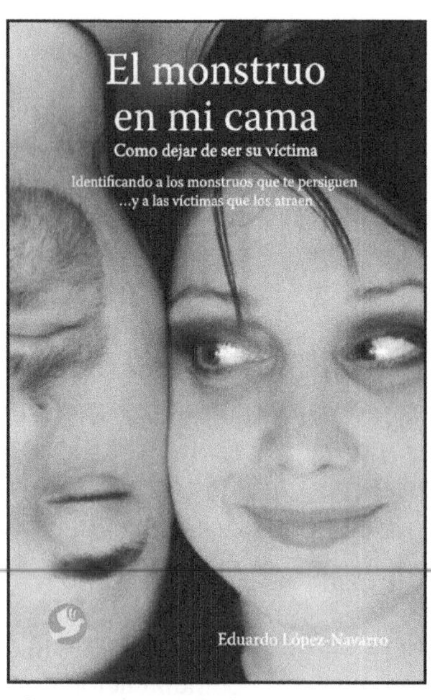

EL MONSTRUO EN MI CAMA

Cómo dejar de ser su víctima

¿Por qué los atráes?

Descúbrelo en este libro y encuentra como salir de esta encrucijada.

Según las leyendas, los monstruos se esconden en pasillos obscuros y callejones solitarios a la espera o en busca de víctimas inocentes. Por siglos, estos predadores han ido perfeccionando sus estrategias y métodos de seducción, así como creando tediosamente un perfil de sus víctimas claro y preciso, singular y específico; su meta es: ¡Atraparlas!

También según leyendas, estos monstruos de países lejanos habitan en pequeños pueblos con calles desiertas hechas de piedras; con noches eternas, frías y lluviosas, cubiertas por densa niebla.

Pero no todos los monstruos existen solo en leyendas, ni moran únicamente en países lejanos. La mayoría de los monstruos son como tú y yo, y viven entre nosotros: son nuestros compañeros de trabajo y nuestros vecinos; son el cartero, un amigo, el carnicero, o los miembros de nuestra propia familia. Más preocupante, estos monstruos suelen ser las personas con quienes compartimos nuestra cama... ¿Cómo liberarse de ellos?

Tú puedes reestructurar el camino de tu vida.

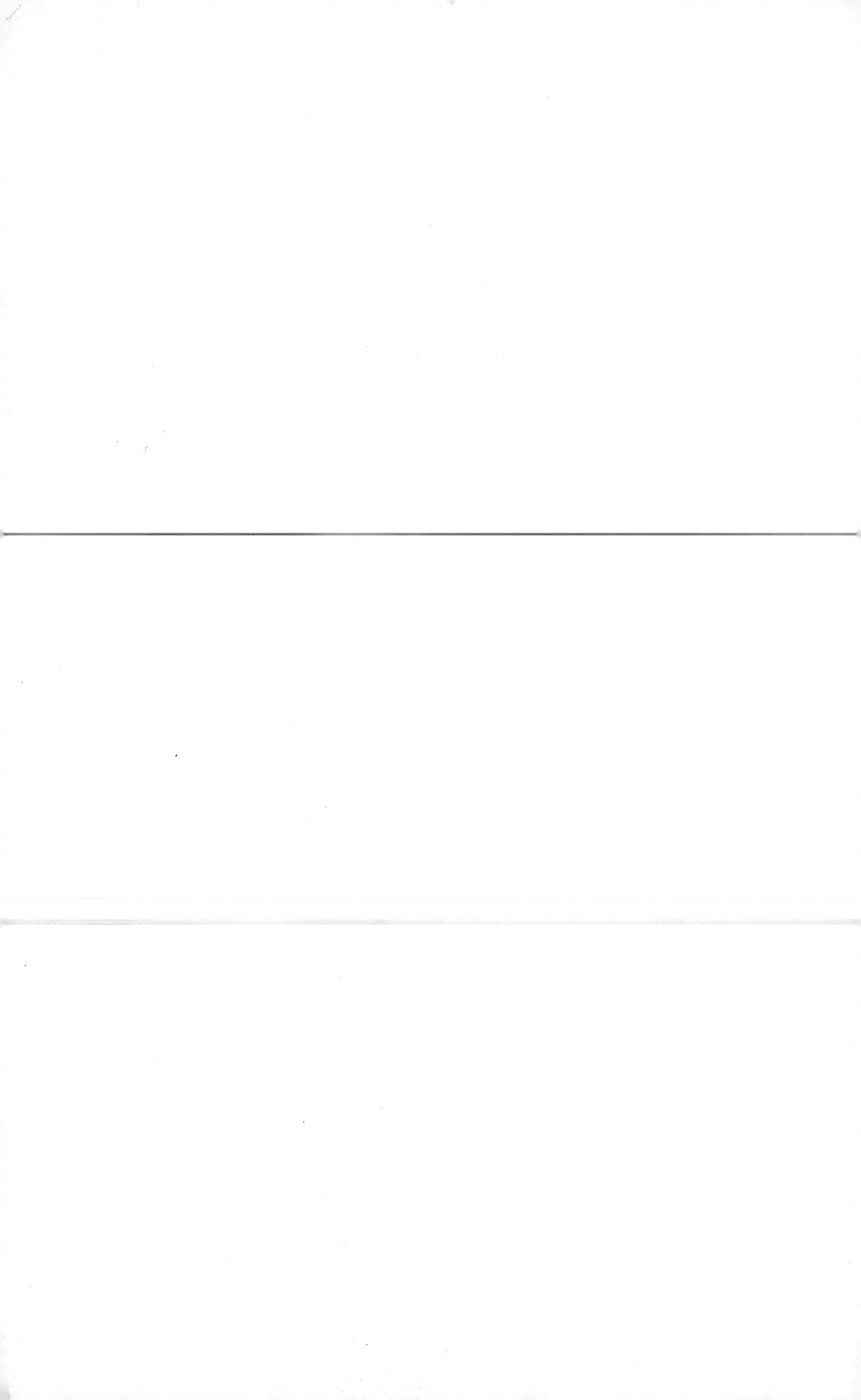